Du même auteur, aux éditions Quotidien Malin

Une silhouette de rêve, c'est malin, 2013.

Retrouvez nos prochaines parutions, les ouvrages du catalogue et les événements à ne pas rater sur notre site Internet. Vous pourrez également lire des extraits de tous nos livres, recevoir notre lettre d'information et acheter directement les livres qui vous intéressent, en papier et en numérique !

À bientôt sur www.editionsleduc.com

Découvrez également toujours plus d'astuces et de bons conseils malins sur **http://quotidienmalin.com** et **www.facebook.com/QuotidienMalin**

Maquette : Sébastienne Ocampo
Illustrations : Scarlatine (p. 103, 105, 107-109, 112-117, 121, 127), Fotolia

une marque des éditions Leduc.s
17, rue du Regard
75006 Paris – France
E-mail : info@editionsleduc.com
ISBN : 978-2-84899-675-2

LUCILE WOODWARD

UN
VENTRE PLAT
C'EST MALIN

Un supplément inédit offert ! RDV à la p. 171

QUOTIDIEN MALIN
ÉDITIONS

À Alice, Ambre, Caroline, Delphine,
Élodie, Magali, Marie, Tania,
les meilleures sœurs, mes meilleures amies
et les meilleures mamans du monde.

Sommaire

Introduction

Bienvenue dans votre nouvelle vie ! Que vous soyez sportif ou sédentaire, que vous ayez des enfants ou non, que vous soyez un homme ou une femme, il vous est tout à fait possible de retrouver un ventre plat.

C'est le Graal de la silhouette, l'objectif avoué (ou non !) de la majorité de la population française. Pour preuve, 66 % des femmes pensent qu'être mieux dans son ventre permet de se sentir mieux dans sa tête ! (Sondage *Top Santé*, mai 2013).

Certes, il va falloir faire quelques concessions et quelques efforts. Alimentaires pour certains d'entre vous, physiques pour certains autres, les deux pour la plupart ! Mais le plus important n'est-il pas de se dire que oui, avoir ou retrouver un ventre plat, c'est possible ?

Dans ce livre, vous allez apprendre à travailler les bons muscles au quotidien. Sans vraiment faire du sport, mais de façon discrète, en adoptant régulièrement les petites techniques qui changent tout. Bien entendu, je propose aussi des exercices que je décris en détail, notamment pour vous faire travailler correctement les bons abdominaux, essentiels dans votre démarche ventre plat.

Vous allez aussi découvrir les origines alimentaires du ventre plat. Je ne vous demanderai pas de suivre un régime alimentaire contraignant. Mais ce guide va vous permettre de mieux vous connaître et de tester ce qui marche pour vous, sans pour autant vous couper du reste du monde.

Pour les plus pressés, j'ai créé un programme de 4 semaines permettant d'obtenir une taille plus fine. Vous y trouverez le détail des bons mouvements qui, associés à un rééquilibrage alimentaire, vont vous permettre de « décoller » et de vous mettre sur la bonne voie.

Croyez-en mon expérience, je n'ai jamais vu de ventre rond résister à un programme ventre plat basé sur le renforcement en profondeur et sur une alimentation adaptée. C'est en effet l'une des zones du corps qui fond le plus vite et qui se muscle le plus rapidement, dès lors que l'on s'occupe bien d'elle. À vos ventres, prêts, partez !

10 secondes chrono pour essayer

Où que vous soyez, dans une librairie en train de choisir un livre, chez des amis, assis à votre table de travail... Inspirez profondément en gonflant votre ventre comme un ballon. Gardez cet air et contractez le périnée (comme si vous vous reteniez de faire pipi). Maintenez le périnée contracté tout en expirant (videz l'air) et en ramenant le nombril vers les côtes. Expirez vraiment à fond, essorez vos poumons. Puis respirez normalement.

Vous avez senti une sensation de contraction tout autour de votre taille ? C'était le transverse, le muscle profond de la sangle abdominale. C'est ce muscle qui va vous permettre d'avoir un ventre plus plat et plus tonique. Facile et sans douleur, n'est-ce pas ?

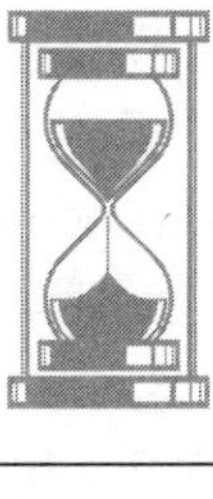

Vous êtes convaincu ? Tournez la page !

PARTIE 1

Un ventre plat grâce à l'alimentation

CHAPITRE I

Pourquoi est-il si difficile d'avoir (et de garder !) le ventre plat ?

Depuis quelques années déjà, les scientifiques ont montré que l'intestin constitue un système nerveux à part entière. Il contient des milliards de neurones – des cellules nerveuses, les mêmes que l'on trouve dans le cerveau. Eh oui, l'intestin et le cerveau dialoguent en permanence, l'un commandant l'autre et vice versa.

Le ventre, ce deuxième cerveau

Vous l'avez probablement déjà constaté par vous-même, les soucis, l'anxiété, l'inquiétude, les chagrins, la fatigue ont un impact énorme sur notre digestion et sur notre poids en général.

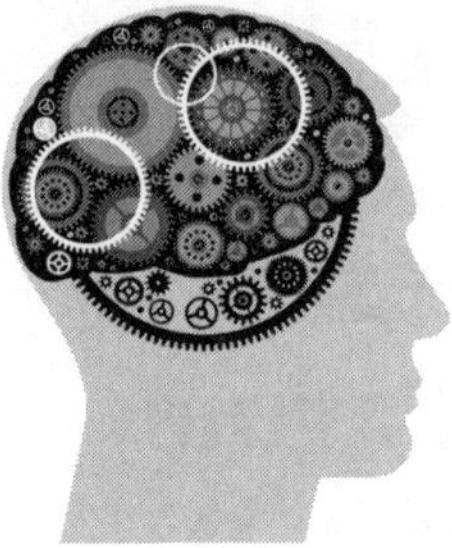

Ne prenez pas cette information à la légère. De la même manière qu'il faut savoir se détendre, se poser, être capable de prendre du temps pour soi, avoir un ventre plat passe par une meilleure connaissance de son système digestif mais aussi par la détente et l'écoute de son corps.

Les recherches scientifiques à ce sujet en sont encore à leurs prémices et l'on ne connaît pas très bien les différents modes de communication entre l'intestin et le cerveau.

Mon conseil en +. Si vous avez l'impression d'avoir tout testé pour perdre votre ventre sans aucun succès, vous pouvez (outre la lecture de ce livre, bien entendu !) essayer de voir le problème autrement. Plutôt que de modifier votre alimentation, peut-être devriez-vous modifier votre façon de voir la vie. Pourquoi ne pas vous faire aider par un psychologue, un psychothérapeute, un sophrologue spécialisé dans la gestion du stress ? Il y a tellement de psychologique dans la répartition des kilos que l'on ne peut pas négliger cet aspect.

Pourquoi mon ventre n'est-il pas plat ?

Il existe plusieurs raisons à un ventre gonflé et volumineux.

Le stockage des graisses

La première cause d'un ventre rond – et sans doute la plus fréquente – est une accumulation de cellules graisseuses entre le nombril et le pubis et tout autour de la taille basse. Ce stockage est lié à un déséquilibre entre la quantité d'énergie ingérée et la quantité d'énergie dépensée.

- Cette graisse peut être sous-cutanée (ce qui est majoritairement le cas chez les femmes), avec un aspect plutôt mou et parfois cellulliteux (je sais, ce n'est pas très glamour, mais appelons un chat un chat !).
- Elle peut être viscérale (beaucoup plus répandue chez les hommes), avec un ventre très rond, bombé, tendu.

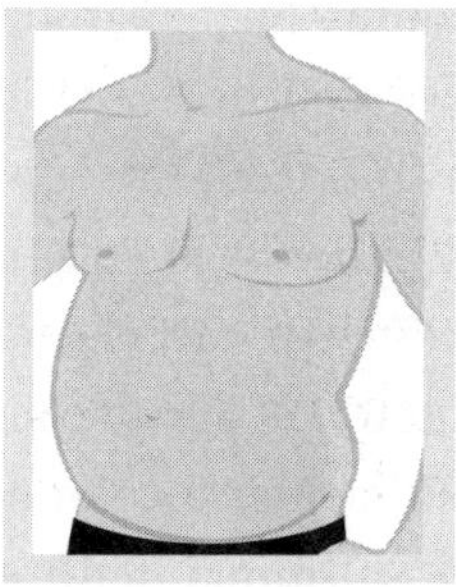

Pour améliorer les choses, il n'y a pas trente-six solutions : il faut perdre de la masse grasse. Pour cela, il faut combiner plusieurs aspects :

- manger mieux en respectant ses sensations de faim et de satiété ;
- augmenter son activité physique au quotidien.

Pas si facile, me direz-vous. C'est tout l'objet de ce livre !

Un manque de tonicité musculaire

On peut avoir un ventre rond tout en étant plutôt mince et en mangeant très équilibré. Dans ce cas, il peut s'agir d'un manque de tonicité des muscles profonds de la sangle abdominale. Du fait d'une trop grande sédentarité, le transverse et les obliques se sont atrophiés et n'exercent plus bien leur travail de « corset ». Les organes sont moins bien maintenus et la position « assise – dos courbé » a tendance à pousser le ventre en avant. Résultat, la peau se distend vers l'avant, les organes avec et… une petite bedaine s'installe. Dans ce cas, il faut faire travailler les muscles profonds des abdominaux ainsi que les érecteurs du rachis, la colonne lombaire et le grand dorsal pour se maintenir en posture érigée.

Un diastasis

Au cours d'une grossesse, les grands droits abdominaux (les muscles superficiels des abdos, ceux qui font les « plaques de chocolat ») s'écartent pour laisser toute sa place à l'utérus qui grossit. Après la grossesse, les muscles se rejoignent et le ventre retrouve sa condition normale.

Cependant, il arrive souvent que ces muscles s'écartent trop et ne se rejoignent pas après la grossesse. Les femmes ayant eu plusieurs grossesses sont les plus concernées, puisque l'étirement a été répété. Mais ce phénomène de diastasis peut aussi être favorisé par la contraction des grands droits pendant la grossesse (activité physique non adaptée pendant ces 9 mois).

Comment savoir si vous êtes concernée ?

Allongez-vous sur le dos. Ramenez vos pieds près de vos fesses. Placez les deux mains derrière la nuque et maintenez un écart entre le menton et la poitrine de la taille d'un poing. →

Relevez votre buste vers vos genoux, maintenez la position et regardez* :

- vous voyez une plaque d'abdominaux assez rectiligne, dessinée et dure qui va du pubis vers les côtes ? Vous n'avez pas de diastasis ;
- vous voyez une boule plutôt molle qui sort du nombril vers le pubis ? Vous avez peut-être un diastasis. Dans ce cas, les exercices proposés dans ce livre vous seront particulièrement utiles. Et si le problème persiste, n'hésitez pas à consulter votre médecin. Il existe en effet des techniques de rééducation spécifique et même éventuellement une intervention chirurgicale qui peuvent vous aider à résoudre ce problème.

Une mauvaise digestion

Des ballonnements, des gaz, une sensation de pesanteur dans le bas du ventre… Tous ces symptômes d'une mauvaise digestion peuvent faire gonfler le ventre.

Quelles sont les causes de cette mauvaise digestion ? Un excès de légumes ou de fruits crus ; une mauvaise association alimentaire (de type viande rouge + fruits) ou une mauvaise

* Cet exercice de relevé du buste est plutôt mauvais pour le ventre plat car il ne muscle pas efficacement la sangle abdominale profonde. Faites-le donc ici une fois pour vérifier si vous êtes concernée par le diastasis, puis oubliez-le ! Vous trouverez plus loin dans ce livre les exercices les plus adaptés.

digestion liée à un surplus de protéines. Je reviendrai plus longuement sur ce sujet dans les prochains chapitres.

Mon conseil en +. Retenez d'ores et déjà qu'un ventre plat vient avant tout d'une meilleure connaissance de soi. Si vous avez l'impression qu'après tel ou tel repas, l'histoire se répète, que vous vous sentez ballonné, que votre ventre enfle… il est peut-être bon de tenter d'éviter ces situations désagréables pour vous et pour votre système digestif.

Un déséquilibre de la flore intestinale

Les intestins contiennent des milliards et des milliards de bactéries qui nous aident à digérer notre alimentation. On les appelle le microbiote ou la flore intestinale, et cette flore représente 1 à 2 kilos de notre poids total !

Chaque individu possède une flore unique qui se stabilise vers l'âge de 2 ans. Les modifications de la flore peuvent être associées à certaines maladies et à certains désordres digestifs.

Stress, chagrin d'amour, anxiété au travail, alimentation déséquilibrée ont une incidence directe sur la flore intestinale. Tout comme, d'ailleurs, certains traitement médicamenteux – notamment les antibiotiques.

Le saviez-vous ? Un déséquilibre de la flore intestinale peut favoriser l'obésité ou la prise de poids. Des chercheurs ont constaté qu'au sein de certaines populations obèses, on détecte des groupes bactériens en surnombre ou, à l'inverse, en nombre insuffisant.

La prise de probiotiques (grâce à des gélules ou dans les yaourts) peut aider à retrouver une meilleure digestion et un meilleur contrôle de son poids.

Par ailleurs, certains aliments agissent comme des prébiotiques, c'est-à-dire qu'ils favorisent le développement de bactéries facilitant la digestion. Je vous encourage donc à les consommer sans modération (voir p. 40).

Un ventre plat, qu'est-ce que c'est ?

Un ventre plat est un abdomen sans excès de masse grasse stockée sous la peau ou entre les organes et possédant une ceinture abdominale profonde bien tonique ainsi que des intestins efficaces.

En résumé, pour avoir un ventre plat, il faut :

• *perdre de la masse grasse en premier.* Par conséquent, dans ce livre, vous trouverez trucs et astuces pour vous aider à déstocker ce surplus de graisse ;

• *se construire les bons abdos.* Pas ceux qui font gonfler le devant du ventre. Les grands droits abdos – ceux qui font les « plaques de chocolat » – ont tendance à ajouter du volume entre les côtes et le pubis. Il faut plutôt solliciter le transverse et les obliques – les muscles les plus profonds. Ce sont eux qui maintiennent le tronc ferme et solide. C'est pourquoi dans ce guide, je vous aiderai à renforcer les bons abdos au quotidien, sans pour autant transformer votre mode de vie. Je vous aiderai aussi à choisir les sports les plus efficaces pour solliciter ces muscles sans trop vous en rendre compte ;

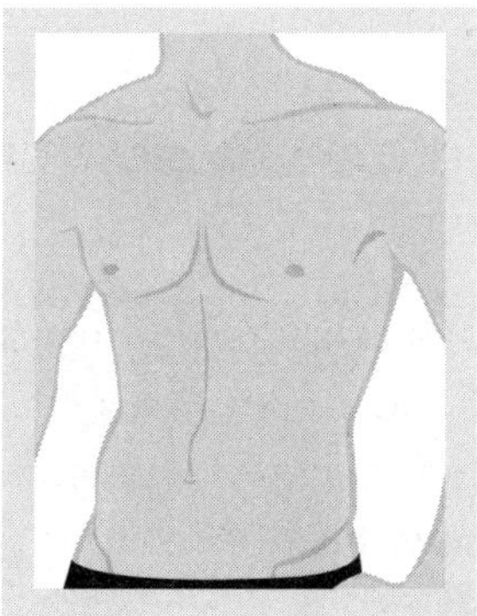

- *améliorer sa digestion.* En mangeant mieux, en se connaissant mieux et en s'écoutant. Je vous propose de combiner les bons aliments avec une stimulation du transit, de l'intérieur comme de l'extérieur.

Ce livre a été conçu pour vous accompagner pas à pas sur le chemin du succès, alors suivez le guide !

CHAPITRE 2

Votre alimentation revue et corrigée

Attention, il ne s'agit pas de modifier drastiquement son alimentation du jour au lendemain. C'est en effet le premier facteur d'échec de tous les régimes draconiens. L'OMS (Organisation mondiale de la santé) a récemment montré que 95 % des régimes échouaient après 2 ans. Autant dire qu'essayer de maigrir à tout prix ne fonctionne pas, et l'on se retrouve 24 mois plus tard avec au mieux tous ses kilos, au pire quelques kilos supplémentaires, liés à l'effet yo-yo.

Dans ce chapitre, je ne vous propose donc pas un régime, mais de nombreuses petites astuces ventre plat qui marchent – dans la mesure, bien sûr, où elles sont pratiquées avec régularité. Le mieux, c'est de tester celles qui vous semblent vous convenir le mieux et dans lesquelles vous pourriez vous reconnaître. Ensuite, mettez-les en pratique le plus souvent possible.

Mon conseil en +. Avant d'obtenir les premiers résultats, il faut avoir suivi l'astuce (ou les astuces) choisie(s) pendant au moins 1 semaine, voire 2. Ne vous découragez pas dès le deuxième jour : votre corps a sa propre vitesse de réaction, accordez-lui du temps.

Traquez les habitudes ennemies du ventre plat

Évitez les associations qui « vous gonflent » !

Je l'ai évoqué rapidement dans le chapitre précédent et vous l'avez sans doute remarqué, certains plats ou repas vous laissent une sensation de ballonnement ou de gonflement. Pour certains, ce sont les repas riches en fromages ou en produits laitiers. Pour d'autres, il s'agit de l'association viandes + féculents. Pour d'autres encore, le dessert, ou la crème, ou les fritures… Ce n'est pas toujours la quantité d'aliments ingérés qui est en cause. Mais bien souvent, l'association d'aliments qui ne se digèrent pas à la même vitesse.

La première chose à faire si vous avez l'impression de vous reconnaître dans ce tableau, c'est de vous écouter davantage. Vous vous sentez ballonné ou vous avez le ventre gonflé après un repas ? Changez d'attitude. Au lieu de vous dire simplement « j'ai trop mangé », analysez plutôt les associations que vous avez faites au cours de ce repas. Pâtes et viande ? Riz et viande ? Des fruits à la fin du repas ? Des frites ?

Si, chaque fois que vous associez viande et friture (comme un steak-frites par exemple), vous ressentez une lourdeur dans le ventre, arrêtez les steak-frites ou limitez-les au maximum. Même si c'est bon sur le moment, si vous savez que vous en aurez ensuite pour plusieurs heures de digestion douloureuse, est-ce que ça en vaut la peine, franchement ?

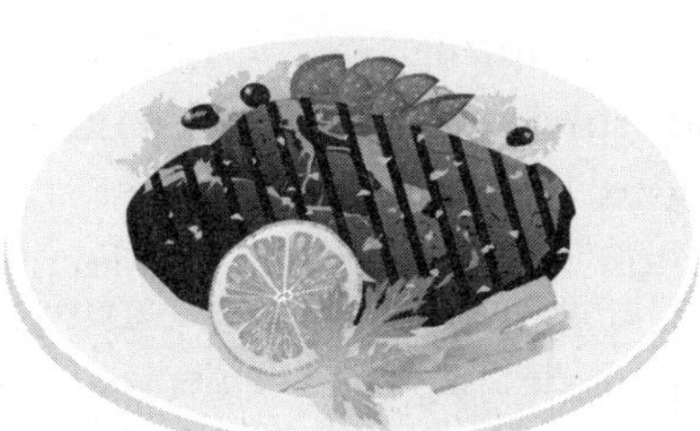

C'est pareil pour les pâtes à la carbonara, pour le hamburger, le risotto de poulet, la pizza quatre fromages, les sushis, les pâtes à la bolognaise, la purée-jambon… Ce genre d'associations grasses et riches sont les premiers facteurs « anti-ventre plat ».

Mon conseil en +. Il n'est pas si facile de se souvenir de ce qu'on a mangé lorsque les jours succèdent aux jours dans la vie quotidienne souvent stressée et rapide qui est la nôtre. Je vous conseille donc de prendre le temps de noter pendant une huitaine de jours le détail de votre alimentation, ainsi que la manière dont vous avez digéré (ventre gonflé ? digestion difficile ? ballonnements et gaz intestinaux ?). Ainsi, il vous sera plus facile de déterminer les associations d'aliments qui ne vous réussissent pas.

Parmi les associations ennemies du ventre plat, en voici quelques-unes qui peuvent vous concerner :

- Viande + féculents
- Viande suivie de fruits frais en dessert
- Féculents + lait de vache

Ainsi, à la place des pâtes, mangez votre viande avec des légumes cuits par exemple. Plutôt qu'un fruit frais en dessert, préférez un yaourt (au lait de brebis ou de chèvre de préférence, j'explique pourquoi un peu plus loin). Il est plus digeste et apporte des ferments lactiques intéressants pour favoriser la digestion. Si vous tenez aux fruits, pensez aux compotes, on en trouve de nombreuses, sans sucres ajoutés. Les fruits cuits sont plus digestes que les fruits crus, en particulier en fin de repas.

Si vous pensez que votre gonflement peut provenir des frites, arrêtez-les ! Et préférez les pommes de terre au four. Les pommes de terre sont un aliment très « basique » qui fait beaucoup de bien à l'organisme. À condition, bien sûr, de ne pas les noyer dans du beurre ou de la crème !

D'une manière générale, pour vos plats principaux, voici les associations que je recommande pour une digestion facile et un effet ventre plat immédiat après les repas.

Dans le tableau qui suit, choisissez un aliment de la colonne A, et associez-le avec des aliments de la colonne B. Les aliments de la colonne A ne s'associent pas entre eux. Les aliments de la colonne B peuvent s'associer entre eux sans problème.

Colonne A	Colonne B
– Viande rouge – Viande blanche – Poisson – Œuf – Pâtes et pâtes complètes – Riz et riz complet – Semoule – Quinoa – Farine de blé – Lait de vache	– Légumes cuits – Légumes crus – Légumineuses (pois chiches, haricots rouge, lentilles…)

C'est un principe de naturopathie qui fonctionne généralement très bien. Bien sûr, ce n'est pas tous les jours facile, en particulier lorsque vous êtes invité à dîner chez des amis. Mais pour la majorité des repas pris chez vous ou au restaurant, je vous recommande vivement de faire attention à ces associations. C'est un peu fastidieux au départ mais dès lors que l'on a compris le principe, c'est bête comme chou !

Buvez sans bulles

Le non gazeux est l'un des piliers du ventre plat. Eau, sodas (qu'ils soient sucrés ou light)… Il va falloir les diminuer pas mal, voire les supprimer totalement. Les liquides gazeux font gonfler le ventre. En effet, le gaz contenu dans ces boissons doit s'échapper d'une manière ou d'une autre. Soit par de formidables éructations, soit par de formidables « vents ». C'est trivial, mais c'est comme ça ! Et cela entraîne forcément des gonflements dans le bas-ventre.

Mon conseil en +. Si vous buvez actuellement en moyenne plus de 3 boissons gazeuses par semaine, essayez de ne plus en consommer pendant au moins 7 jours d'affilée, pour voir la différence.

Consommez moins de crudités et davantage de légumes cuits

Vous pensiez que pour mincir, il faut se gaver de salades et de crudités ? Tout faux !

- Les légumes crus sont difficiles à digérer et, consommés trop souvent, ils peuvent irriter les intestins. Douleurs, gonflements, transit aléatoire, ballonnements, gaz, syndrome du côlon irritable sont souvent les effets d'une alimentation trop riche en crudités.
- Les assaisonnements des crudités sont souvent trop gras et trop salés. Pour leur donner du goût, les restaurateurs (ou nous-mêmes) sont tentés d'y aller un peu fort sur la crème fraîche,

l'huile, le sel, le fromage, etc. De ce fait, une salade composée avec des cubes de fromage, une sauce à la crème et des pignons et des croûtons, par exemple, n'a plus rien de diététique. Il vaut mieux un bon blanc de poulet grillé sans sauce avec un peu de riz et des légumes cuits. Ce sera bien plus rassasiant et meilleur pour votre ventre.

Vous l'avez compris, il s'agit bien sûr de continuer à consommer des légumes, mais on mangera des tomates cuites plutôt que crues, des courgettes sautées plutôt que du concombre, des épinards en branche plutôt que de la salade verte, etc.

Faites le test : enchaînez 1 ou 2 journées sans crudités, avec 1 seul fruit cru dans la journée. Et ressentez la différence. Si vous avez l'impression de calmer vos intestins, continuez ! Voici quelques idées simples pour remplacer la salade ou le concombre en 2 temps, 3 mouvements :

- **Tomates cuites :** lavez les tomates. Coupez-les en deux. Sur chaque demi-tomate, déposez une pincée d'herbes de Provence. Placez-les sur une assiette et mettez à cuire pendant 1 minute 30 au four à micro-ondes. Arrosez d'un filet d'huile d'olive. Et hop ! Des tomates cuites aussi faciles à préparer que des tomates crues. Plus digestes et tout aussi intéressantes sur le plan nutritionnel.

- **Courgettes frites :** lavez et épluchez vos courgettes si elles ne sont pas bio. Coupez-les comme des frites. Faites-les revenir pendant 5 minutes dans un peu d'huile d'olive. Arrosez d'un jus de citron frais, salez et poivrez à peine. Croquez !
- **Riz rouge aux brocolis :** faites chauffer une grande casserole d'eau. Rincez le riz rouge complet et versez-le dans l'eau pas encore bouillante. Maintenez à feu vif pendant 30 minutes. Pendant ce temps, lavez une tête de brocoli et séparez les petits bouquets. Au bout de 30 minutes, versez les brocolis dans le riz rouge bouillant, et laissez le tout chauffer pendant 10 minutes environ. Égouttez, salez à peine, arrosez d'un soupçon d'huile d'olive. C'est prêt !

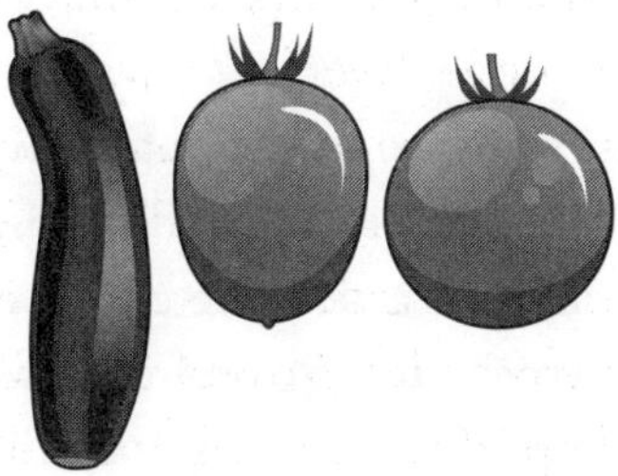

Consommez moins de sucre le matin

D'une manière générale, on a tendance à manger beaucoup trop sucré. Pour vivre, l'homme n'a besoin que de 5 à 10 g de sucre par jour, c'est-à-dire un seul morceau de sucre, voire deux s'il se dépense beaucoup physiquement.

Maintenant que vous savez cela, comptabilisez le nombre de grammes de sucre que vous avalez le matin. 3 ou 4 cuil. à café de confiture : 5 g de sucre minimum. Un fruit : du sucre. Un jus d'orange : encore du sucre. Des céréales : beaucoup de sucre ! Et si, en plus, vous sucrez votre boisson chaude (café, chicorée ou thé) alors là… c'est le gros score. Et on n'en est qu'au petit déjeuner !

Cette surconsommation de sucre a deux inconvénients. Tout d'abord, c'est un surplus de calories qui peuvent être potentiellement stockées si elles ne sont pas dépensées dans la journée.

Mais surtout, ce sucre raffiné consommé ainsi le matin implique un pic d'insuline après le petit déjeuner. On a de l'énergie rapidement… et 2 heures après, une grosse fringale qui soulèverait presque le cœur. Vous avez l'impression d'avoir toujours très faim vers 11 h, à presque en avoir la nausée ? Éliminez le sucre de votre petit déjeuner et testez la différence !

Exemple de petit déjeuner non sucré

- Tartines de pain complet* + un peu de beurre (choisissez du bon beurre de baratte, bien goûteux, c'est délicieux). Boisson chaude non sucrée.
- Muesli sans sucre ajouté + lait d'amande ou d'avoine ou yaourt de brebis. Boisson chaude non sucrée.
- 2 œufs durs + 1 portion de fromage blanc sans sucre avec des noisettes ou des noix.

Vous avez l'impression qu'il manque un fruit ? Vous le mangerez au goûter, vers 16 h ou 17 h, pour vous redonner un petit coup de fouet et tenir jusqu'au dîner.

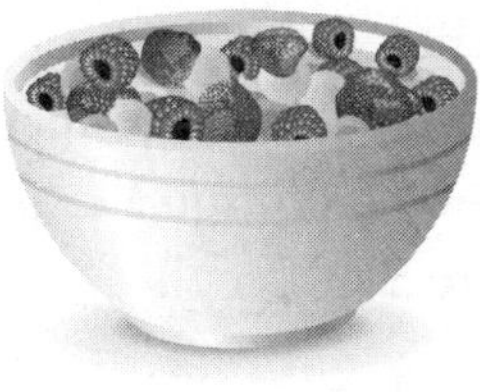

* Acheté chez le boulanger car les pains complets industriels sont pratiquement toujours sucrés. Et bio si possible, car la farine utilisée pour le pain complet non bio contient l'enveloppe du grain, or celle-ci peut retenir des résidus de pesticides.

Buvez moins d'alcool, la fête sera plus folle

Oui, l'alcool fait grossir. Désolée de le dire, mais c'est comme ça. Vin, bière, alcools forts, cocktails… Toutes les boissons alcoolisées font prendre du poids, et ceci pour 3 raisons :

➊ Tout d'abord, parce que les **boissons alcoolisées sont caloriques**. 70 kcal pour un verre de vin, 150 à 300 kcal pour une bière (selon la taille du verre !), 400 à 600 kcal pour un *mojito*…

➋ Ensuite, parce que la **consommation d'alcool ouvre l'appétit** et induit très souvent un choix d'aliments peu équilibrés. Chips, cacahuètes, saucisson… On a tendance à accompagner l'apéro, notamment, avec du gras et du salé, n'est-ce pas ?

➌ Enfin, parce qu'une fois l'alcool digéré, le foie utilise l'alcool (transformé en acétate) pour produire de l'énergie. La combustion des graisses est diminuée de 70 % ! Donc **aucun déstockage des graisses ne se fait** jusqu'à ce que l'organisme ait épuisé ce stock d'alcool.

Autant vous dire que l'alcool est une bombe anti-ventre plat et anti-minceur en général. Je ne vais pas faire la rabat-joie, les côtés festif et convivial de l'alcool ne sont pas négligeables. Mais 2 ou 3 verres sont bien suffisants, et 1 à 2 fois par semaine, pas plus !

Ventre d'homme, ventre de femme : quelles différences ?

- **Chez les hommes**, moins sujets que les femmes à la graisse sous-cutanée, le stockage a tendance à se faire à l'intérieur du ventre, entre les viscères, ce qui entraîne un ventre gonflé et très tendu. Ce n'est pas uniquement l'alcool qui les fait gonfler. Mais l'association alcool + grignotages gras et salés + diminution du brûlage des graisses. Et comme les hommes ont tendance à mieux tenir l'alcool que les femmes donc à en consommer davantage, le stockage est décuplé au niveau du ventre.
- **Chez les femmes**, le stockage des graisses se fait un peu partout en sous-cutané : entre les muscles et la peau, au niveau des fesses, des hanches, du ventre, des bras... Et lorsqu'elles rejoignent les niveaux hormonaux des hommes – à la ménopause –, la répartition du stockage des graisses se fait aussi plutôt autour des viscères et moins sous la peau. C'est pourquoi certaines femmes âgées ont le ventre très gonflé.

Un dessert oui, mais au moment choisi

Assez souvent sur mon blog ou sur mon compte Instagram, sur lequel je publie régulièrement des photos de mes repas, je reçois des commentaires sur l'absence de desserts. Des commentaires souvent accompagnés de smiley tristes !

C'est vrai, je ne mange pas de dessert à chaque repas. À y bien réfléchir, d'ailleurs, je ne mange que rarement des desserts. Pourquoi cela ? Parce que je préfère un bon plat bien rassasiant plutôt que deux petits plats qui, au final, ne se digèrent pas très bien ensemble. De toutes façons, les petits desserts du genre yaourt aux fruits, compote, crème vanille, je ne trouve pas ça très bon. Pour moi, c'est de la calorie inutile. Certes, c'est du sucré, mais on les consomme uniquement par habitude et non pour combler sa faim. On ne se remplit pas d'énergie avec un yaourt aux fruits à 120 kcal.

Essayez pour voir : 3 jours sans dessert. Mais sans voir cela comme une privation. En modifiant simplement les quantités des autres plats. Entrée et plat consistants. Vous verrez, vous digérerez mieux. Souvent, les aliments sucrés consommés en fin de repas alourdissent l'estomac et ralentissent la digestion. Et puis, c'est aussi une bonne façon de s'affranchir du sucré. On n'a pas besoin de manger si sucré que ça : très peu de sucre au petit déjeuner et des fruits dans l'après-midi, cela suffit amplement.

En revanche, je mange des desserts quand cela en vaut vraiment la peine : un superbe dîner en famille qui se conclut sur un crumble aux myrtilles maison… miam ! Un thé avec une copine tout en dégustant une madeleine fraîche provenant du pâtissier d'à côté… miam miam ! Une soupe de melon glacée à la menthe dans un bon restau… miam miam miam ! Des desserts qui en valent la peine parce qu'ils sont vraiment bons, bien préparés et que je les déguste, du coup, sans aucune culpabilité. Mais un biscuit industriel trop sucré et trop gras sorti d'un plastique pour « conclure sur une note sucrée », non. Une crème lactée trop grasse et trop sucrée tous les soirs, non et non !

C'est ma vie, mon corps, ce sont mes règles du jeu. Même s'il est dans notre culture de terminer chaque repas par un dessert, je ne vois pas ce que cela peut apporter de bon à mon corps. Se faire plaisir et profiter de la vie, oui. Suivre les recommandations marketing qui ne me correspondent pas et sont mauvaises pour moi, non.

Dans cet ouvrage, pas de langue de bois. Je dis la vérité et rien que la vérité. On obtient davantage de résultats quand on fait du sport ET que l'on mange bien. Et ce « bien manger » passe par un meilleur apport d'énergie. Il vaut mieux se resservir de poulet accompagné de riz complet et de légumes que de terminer par un dessert aux ingrédients douteux.

C'est pour cela que vous ne voyez pas souvent de desserts sur mon Instagram. Une façon pour moi de diffuser subtilement le message ;-)

Les centenaires d'Okinawa

L'île d'Okinawa, au Japon, est réputée pour l'extraordinaire longévité de ses habitants. L'île détient en effet le record de centenaires et de personnes âgées de plus de 85 ans. Le plus incroyable, dans l'histoire, est que les habitants de l'île vieillissent beaucoup mieux que les Occidentaux – ainsi, il y a très peu de maladies cardiovasculaires et de maladies neurodégénératives de type Alzheimer. Leur secret, de nombreuses études l'ont prouvé, réside en grande partie dans leur mode alimentaire : d'abord, ils ne mangent jamais à satiété mais à environ 80 % de leur appétit et ne passent carrément pas à table lorsqu'ils sont stressés ! Ensuite, ils consomment beaucoup de légumes, des fruits, des algues, du soja, des céréales complètes, du

→

poisson 3 fois par semaine, très peu de viande et de produits laitiers, très peu d'alcool, beaucoup de thé et d'eau... Vous avez remarqué ? pas de sucre du tout, sauf celui apporté par les fruits : pas de gâteaux, pas de glaces, pas de sodas... CQFD ![*]

Découvrez les petits plus, amis du ventre plat

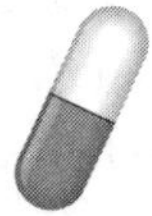

Misez sur les probiotiques...

D'après la définition de l'OMS, les probiotiques, que j'ai rapidement évoqués dans le premier chapitre, sont « des micro-organismes vivants qui, lorsqu'ils sont ingérés en quantité suffisante, exercent des effets positifs sur la santé, au-delà des effets nutritionnels traditionnels ». En gros, ce sont des souches de bactéries qui aident les intestins à mieux digérer.

Une cure de probiotiques fait énormément de bien aux ventres gonflés[**]. Deux gélules par jour pendant 1 mois et bien souvent, les petits problèmes digestifs disparaissent. Personnelle-

* Pour en savoir plus, lisez *100 réflexes Okinawa*, de Anne Dufour, aux éditions Quotidien Malin.

** Source : "Nutritional advantages of probiotics and prebiotics", Marteau P., Boutron-Ruault M.-C., *The British Journal of Nutrition*, 2002, May.

ment, je fais 2 cures par an pour moi et ma famille, et je suis entièrement convaincue de l'utilité de ces petites bactéries.

... et sur les prébiotiques

Les prébiotiques sont de tout petits sucres associés à des minéraux, qui aident au développement des bonnes bactéries digestives : les lactobacilles et les bifidobactéries. Les prébiotiques favorisent le développement d'une flore intestinale saine, ce qui permet d'améliorer la digestion. On les trouve dans les fruits et légumes ainsi que dans le miel.

Mon conseil en +. Il y a de grandes quantités de prébiotiques dans les amandes, l'avoine, l'ail, les poireaux, les oignons, les asperges, le choux, la chicorée, les champignons, les artichauts. Essayez d'augmenter la consommation de ces aliments au quotidien.

Essayez la diète du soir

Non, je n'ai pas peur de parler de cette technique. Parce que pour être honnête, c'est celle qui fonctionne le mieux. Qu'est-ce que j'entends par diète du soir ? Ce n'est pas obligatoirement ne rien manger du tout. Parce que c'est un peu difficile psychologiquement et parfois désocialisant, même s'il est tout à fait possible de le faire 1 à 2 jours par semaine. Mais sans aller jusqu'à la diète complète, on peut aussi décider de simplement manger assez peu 2 soirs par semaine. Par exemple 1 tranche de jambon et 1 bol de légumes cuits. Ou 1 bol de riz complet et des légumes cuits mélangés. Ou encore 1 bol de lentilles et des légumes verts. En accompagnement, de l'eau, et c'est tout. Pas de dessert, même pas un yaourt.

Au début, ça fait bizarre, on se sent un peu vide. Mais au bout de deux ou trois fois, on s'habitue, on dort très bien… et au réveil, on a perdu 2 à 3 cm de tour de taille. Véridique !

Bien sûr, il ne faut pas en abuser. 1 ou 2 fois par semaine, c'est déjà très bien. Et on ne compense pas le lendemain matin avec un pain au chocolat. Les autres jours, on mange normalement !

Aux États-Unis, cette diète est appelé *Interval fasting* (jeûne par intervalle ou jeûne intermittent). Où l'on prône un jeûne de 16 heures plusieurs fois par semaine. Personnellement, je n'aime pas trop le mot « jeûne » que je trouve un peu dangereux. Je préfère le terme de « diète ». C'est moins restrictif, plus rassurant et plus facile à tenir.

Testez le juicing

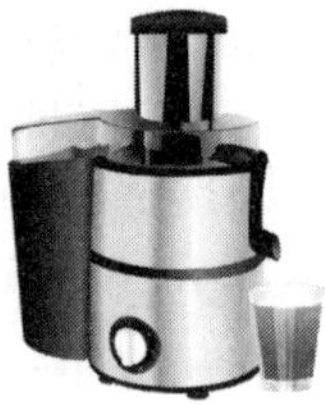

Rien à voir avec les smoothies ou même avec les jus de fruits pressés. Je parle ici de la centrifugation de fruits et de légumes frais. Pour les personnes qui ont du mal à digérer les crudités, il semble que ce soit une excellente alternative.

Pourquoi ? Parce que la centrifugeuse fait déjà un gros travail de prédigestion. Des fruits et légumes entiers, il ne reste plus que leur eau, leurs vitamines, leurs minéraux et leurs protéines. Pas d'irritation du côlon en perspective. Ou en tout cas très peu. Tandis que la majorité des bénéfices des végétaux sont là.

Au rythme de 2 ou 3 verres par semaine, les jus centrifugés sont un excellent moyen de consommer des végétaux crus sans avoir mal aux intestins.

Juice on

Le juicing a explosé aux États-Unis en 2011 lorsqu'un Australien, homme de la finance obèse et ultra-stressé, décide de changer de vie et de ne se nourrir que de jus centrifugés pendant 60 jours. Joe Coors dépense alors toutes ses économies pour arpenter l'Amérique en long, en large et en travers à bord d'un camion pédagogique. Il rencontre des milliers d'Américains et leur explique son projet. En 60 jours de juicing, Joe perd près de 50 kilos. Par la suite, il continue avec un régime très sain en évitant notamment tous les produits industrialisés. Il perd 30 kilos de plus. Avec son Indice de masse corporelle (IMC) passé à la normale*, il devient la coqueluche du juicing partout dans le monde. Surnommé Joe the Juicer, il a produit un film racontant son histoire et sa démarche. *Fat, Sick and Nearly Dead* (« Gros, malade et presque mort ») a été primé dans de nombreux festivals de cinéma.

* L'Indice de masse corporelle se calcule selon la formule poids (en kilos) au carré divisé par la taille (en cm). Ex : pour un poids de 63 kilos et une taille de 1,67 m, l'IMC est de 63 × 63 : 167 = 23,7. L'IMC est normal s'il est compris entre 18,5 et 25. Au-dessous, on est dans une maigreur « pathologique », au-dessus, on est en surpoids, ce qui augmente les risques d'avoir des problèmes de santé, notamment sur le plan cardiovasculaire. Il ne faut pas que votre IMC soit une obsession pour vous et il faut aussi tenir compte de facteurs tels que l'ossature, qui peut être plus ou moins lourde, l'hérédité, l'âge, la musculature (les muscles pèsent lourd !), la condition physique, etc. Néanmoins, c'est une bonne base et calculer votre IMC de temps à autre vous permet de vérifier d'une autre manière votre perte de poids ou votre maintien à un poids idéal.

Recette du « Mean Green » de Joe the Juicer

C'est le jus préféré de ce drôle d'ambassadeur du juicing. Le Mean Green (« méchant vert ») qu'il fait déguster à des milliers de gens au cours de ses périples. Ultra diurétique et détox.

Ingrédients : 2 concombres bio ; ½ citron bio non traité ; 1 pouce de racine de gingembre ; 1 poignée de pousses d'épinards ; 2 pommes Granny Smith bio ; 3 branches de céleri (avec les feuilles).

Centrifugez le tout sans éplucher ni le gingembre, ni les pommes, ni les concombres... et versez le demi-citron complet aussi, avec les pépins et la peau ! Vous obtiendrez environ 1 l de jus, qui peut se conserver 2 ou 3 jours au réfrigérateur.

Et que faire des « restes » de la centrifugeuse ? Joe conseille de les utiliser pour faire des steaks à demi végétariens, en mélangeant 60 g de viande hachée et 40 g de pelures de centrifugeuse. Les enfants en raffolent et ne se rendent pas compte qu'ils mangent des légumes ! On peut aussi les inclure dans des soupes ou en faire du compost. Je vous conseille toutefois, là encore, d'utiliser des produits bio pour éviter d'ingérer des traces de pesticides.

Mangez local et de saison toute l'année

Eh oui, cela a tout à voir avec un ventre plat. Consommer un maximum d'aliments produits à proximité de chez vous vous assure des fruits et légumes mûrs, avec davantage de goût et possédant des qualités nutritionnelles plus importantes. Vous en conviendrez, des tomates cueillies le matin même et vendues sur le marché agricole du coin contiendront davantage de vitamines que des tomates en provenance d'un pays du sud de l'Europe, ayant engrangé entre 5 et 7 jours de transport ou de conservation.

Mon conseil en +. Je n'ai pas honte de le dire, je suis une adepte des AMAP (association pour le maintien d'une agriculture paysanne). J'aime bien le côté militant de ce système, qui permet de soutenir l'agriculture locale. J'apprécie aussi la saisonnalité des produits qui renvoie à la réalité de la vie dans notre monde ultra urbanisé où on a totalement perdu les repères des saisons. Ces organisations sont en pleine explosion en France et en Europe. Vous pouvez vous renseigner sur le site **www.reseau-amap.org.**

Mangez végétarien le soir

D'une manière générale, les Français ont tendance à manger trop de viande ou de poisson. Une fois par jour, c'est déjà beaucoup trop. Donc si vous en êtes à 2 fois par jour, même s'il s'agit de jambon ou d'œufs, vous êtes très au-dessus de vos besoins.

Je vous invite à découvrir un nouveau monde de repas sans viande ni poisson. C'est bon, ça se digère facilement, ça profite à tout le monde et la planète vous dira merci !

Les régimes riches en fibres ont largement montré leurs bénéfices sur la santé. Sur le long terme, les personnes se nourrissant davantage de végétaux ont moins de maladies cardiovasculaires, moins de surpoids, moins de maladies hépatiques et moins de troubles intestinaux que les autres. Il n'y a aucun risque de carence ni de « fonte musculaire » si vous consommez des protéines animales 3 ou 4 fois par semaine.

Vous n'avez pas d'idées pour des repas sans protéines animales ? Voici quelques menus du soir végétariens qui plairont à toute la famille ! Ils seront d'ailleurs très appréciés de vos convives si vous recevez à dîner chez vous et que vous ne souhaitez pas faire d'écart.

Idées de repas de saison végétariens

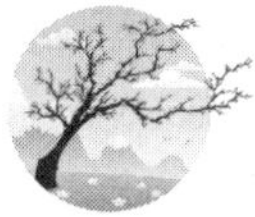

Printemps

Entrée : carottes bio en botte, râpées et assaisonnées d'un filet d'huile d'olive et d'un jus de citron

Plat : risotto d'asperges

Dessert (facultatif) : crumble rhubarbe et fraise

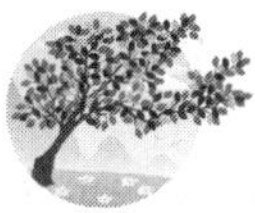

Été

Entrée : tomates et cœurs d'artichaut en salade

Plat : curry d'aubergines et quinoa

Dessert (facultatif) : soupe de pêches

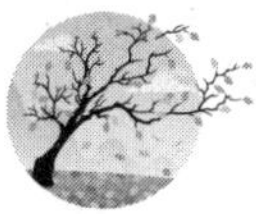

Automne

Entrée : betteraves rouges

Plat : légumes rôtis et pois chiches (voir recette p. 51)

Dessert (facultatif) : sorbet de poire

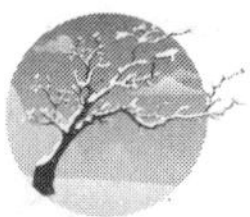

Hiver

Entrée : salades d'endives aux noix

Plat : curry de lentilles (voir recette p. 51)

Dessert (facultatif) : délice d'ananas aux dattes et pignons de pin (voir recette p. 69)

Remplacez les féculents par les légumineuses

Pour vous, les féculents, ce sont des pâtes ou du riz ? Essayez les légumineuses ! Pois chiches, lentilles, haricots rouges, pois cassés, fèves… Ils sont tous délicieux et rassasiants, très riches en fibres, en vitamines et en protéines végétales. Les personnes souffrant d'intestins paresseux apprécieront beaucoup leur effet accélérateur du transit.

Remplacer les pâtes, c'est facile !

Les pâtes apparaissent souvent comme la solution de facilité pour des repas rapides et roboratifs. Pourtant, il existe d'autres façons de se nourrir ! Pensez au quinoa, au riz complet, au kamut, aux lentilles, aux pois chiches, aux petits pois, aux pommes de terre, à la semoule d'épeautre... Il y a une bonne dizaine d'alternatives aux pâtes, qui sont faciles à cuisiner et s'accordent aussi bien que les pâtes avec de la sauce tomate ou tout autre accompagnement classique !

Si vraiment vous ne pouvez pas vous passer de pâtes, optez alors pour des pâtes complètes ou

→

semi-complètes*. Elles sont beaucoup plus riches en vitamines et en minéraux que les pâtes blanches car elles sont fabriquées avec du blé moins raffiné. Elles se cuisent de la même façon et se marient bien avec les sauces divers et variées. Accompagnez-les d'une délicieuse bolognaise maison et vos convives n'y verront que du feu !

C'est vrai que les légumineuses sont un peu « dures à cuire » puisqu'il faut souvent les tremper dans de l'eau froide, puis les faire bouillir pendant 1 heure avec du bicarbonate. Si l'idée de faire cuire un aliment plus de 15 minutes vous hérisse, alors choisissez-les en conserve. Bio de préférence. Ils sont très bons, conservent toutes leurs propriétés nutritionnelles et se cuisinent en 2 minutes chrono ! Ouvrez la boîte de conserve, et rincez les à l'eau froide dans une passoire pendant 1 minute. Puis mangez-les en salade, ou mélangez avec des légumes cuits ! Bon appétit !

Mon conseil est de manger des légumineuses au moins 2 fois par semaine, 4 fois pour un effet ventre plat décuplé. Un avantage, et non des moindres, est que les légumineuses sont particulièrement peu onéreuses, ce qui permet

* Attention si vous n'êtes pas habitué aux aliments complets, les fibres des céréales complètes sont très résistantes et peuvent, chez certains, aggraver les difficultés digestives. À vous de tester et d'y aller progressivement, n'hésitez pas à demander conseil à votre médecin en cas de doute.

de les choisir bio à peu de frais, contrairement à d'autres produits moins accessibles en bio comme la viande ou le poisson. Bien meilleur marché que les pâtes et la viande, ce sont les héroïnes du mieux manger pour moins cher.

Vous manquez d'idées ? En voici quelques-unes pour stimuler votre appétit et votre créativité. À vous, ensuite, de les associer en fonction de vos préférences et de vos envies du moment.

Fricassée verte aux fèves

Dans une poêle ou un wok, faites revenir dans de l'huile d'olive 1 oignon émincé. Quand il a sué, ajoutez 2 poignées de haricots verts crus. Ajoutez ensuite ½ verre d'eau et laissez cuire à feu doux pendant 5 minutes. Terminez par 1 poignée d'épinards en branche et 3 grosses poignées de fèves. Laissez griller de nouveau pendant 5 minutes. Salez légèrement et servez en plat principal.

Légumes rôtis et pois chiches

Il vous faut 3 belles pommes de terre, 2 carottes, 1 patate douce, 1 gros panais ou 1 potimarron. Épluchez tous les légumes et coupez-les en gros dés. Dans un plat à gratin, mettez 3 cuillères à soupe d'huile de coco. Versez les dés de légumes dans le plat, ajoutez 3 à 4 cuillères à soupe d'huile de coco et 2 cuillères à soupe de curcuma que vous saupoudrerez sur les légumes.

Faites rôtir au four pendant 45 minutes à 180 °C (th. 6) en retournant régulièrement les légumes pour qu'ils cuisent tous de la même manière. Salez selon votre goût. Servez chaud, accompagné de pois chiches en boîte, préalablement rincés à l'eau courante pendant 1 minute.

Curry de lentilles

Dans une poêle, faites revenir dans de l'huile d'olive 1 oignon émincé. Ajoutez 2 carottes coupées en petits morceaux. Quand les carottes ont un peu grillé, ajoutez 3 pincées de curcuma et 3 pincées de cumin. Sinon, un mélange d'épices « curry indien » fera l'affaire.

Faites revenir pendant 2 minutes, puis versez les lentilles préalablement rincées et égouttées.

→

Ajoutez 100 ml de lait de coco. Servez en plat principal.

Note : n'importe quel légume de votre réfrigérateur peut être utilisé dans cette recette. Avec les épices, les lentilles et le lait de coco, ce sera toujours réussi !

Fajitas végétariennes

Veillez à choisir des galettes de maïs et non de blé. Pour la préparation, faites comme pour des fajitas au poulet ou au bœuf, mais à la place de la viande, faites cuire des carottes, des aubergines ou tout autre légume qui vous tombe sous la main. Ajoutez des haricots rouges. Il ne vous reste plus qu'à remplir vos galettes avec du guacamole, des tomates en petit dés, de la crème fraîche (ou mieux : du yaourt au lait de brebis) et un peu de préparation aux légumes.

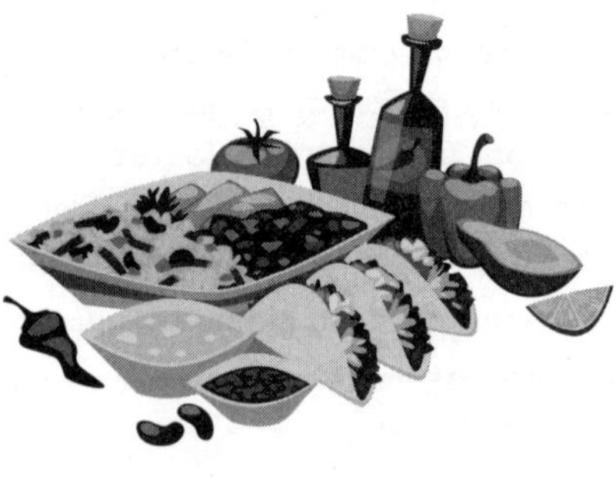

Salade de pois chiches (idéale en pique-nique)

Dans un grand saladier, mélangez une boîte de pois chiches (préalablement rincés), 1 concombre coupé en dés, 1 avocat coupé en dés, 150 g de feta coupée grossièrement. Assaisonnez avec du basilic frais, le jus de un demi-citron, 2 cuillères à soupe d'huile d'olive.

Consommez moins de gluten

Attention, je ne dis pas qu'il faut radicalement se passer de gluten pour toute la vie (sauf en cas d'intolérance ou d'allergie avérée, bien entendu). Mais il s'agit d'essayer de temps en temps, pour voir ce que ça donne.

Le gluten est une protéine contenue dans le blé (le seigle et l'orge également) et qui n'est pas toujours facile à digérer. Il arrive parfois qu'à force de manger trop de produits à base de farine blanche (pain, pâtes, biscuits…), on développe une sensibilité au gluten. Les dernières recherches sur le sujet s'accordent à dire que le système immunitaire des intestins s'emballe un peu sous l'effet du gluten*, ce qui entraînerait des ballonnements, une digestion compliquée (alternance de diarrhées et de constipation), une moindre absorption de certains nutriments (calcium, vitamines, fer) et donc provoquerait de la fatigue ainsi qu'un effet ventre gonflé latent. On appelle cela la « sensibilité au gluten non cœliaque ». Autrement dit, ce n'est pas une « vraie » pathologie, comme celle qui atteint les personnes allergiques, mais elle peut avoir des conséquences sur l'état général. Une spécificité dont on ne connaît pas encore bien la prévalence mais qui semble augmenter d'année en année, au vu du nombre grandissant d'études scientifiques publiées sur ce thème**.

Par conséquent, diminuer sa consommation de farines blanches peut permettre de faciliter le transit et donc de favoriser un ventre plat. Si vous avez l'impression que le pain vous fait gonfler ou que les pâtes vous font prendre du ventre, essayez !

---

* Source : "Does gluten cause gastrointestinal symptoms in subjects without coeliac disease?", Newnham E.D., *Clinical Gastroenterology and Hepatology Journal*, 26 avril 2011.

** Source : "Non-coeliac gluten sensitivity: hype, or new epidemic?", Nijeboer P., Mulder C., Bouma G., *Nederlands Tijdschrift voor Geneeskunde*, 2013.

Tout le monde n'est pas intolérant au gluten. En fait, en France, environ 500 000 personnes le seraient. Et se priver à 100 % de blé est une chose très difficile qui doit rester réservée aux malades cœliaques luttant contre une dure maladie et pour un meilleur étiquetage des produits industriels.

En revanche, je suis persuadée que l'on consomme trop de blé et surtout trop de blé très raffiné. Les pâtes et les pains blancs sont certes rassasiants mais ils n'apportent pas beaucoup de vitamines ni de minéraux. Lors du processus de raffinage, les grains de blé ont perdu beaucoup de leurs nutriments. Certes, on se remplit le ventre mais le corps va demander ailleurs son quota de vitamines et de minéraux. C'est ainsi qu'après un bon repas de pâtes blanches, on peut encore avoir une fringale 3 ou 4 heures plus tard pour du très salé ou du très sucré… qui sont souvent synonymes d'un manque de calcium, de magnésium ou de potassium. C'est la raison pour laquelle je suis pour une diminution de la consommation de blé sous sa forme raffiné.

➽ **Attention.** Une journée sans gluten n'est pas facile à suivre dans notre culture française. Pas de pain, pas de céréales, pas de pâtes, pas de gâteaux… tout ce qui contient du blé est « interdit ». Jouez le jeu entièrement si vous voulez vraiment essayer. C'est tout ou rien.

Exemples de repas sans gluten

Petit déjeuner :

2 œufs durs, 1 portion de fromage blanc agrémenté de noix, noisettes, pistaches (non salées) et fruits secs. 1 boisson chaude non sucrée.

Ou :

Flocons de sarrasin dans lesquels vous ajoutez diverses noix (pistaches, noisettes, amandes, cajou...) et des rondelles de banane + 1 fruit frais de saison coupé en morceaux.

Arrosez de boisson à base d'amande (« lait » d'amande) ou de lait de vache.

1 boisson chaude non sucrée.

Déjeuner :

Concombre à la crème (ou au yaourt de brebis). Poisson ou viande + riz (complet si possible) + légumes cuits. Eau.

Goûter (facultatif) :

1 carré de chocolat noir à 70 % de cacao minimum + 1 fruit frais de saison + 1 boisson chaude.

Dîner :

Jardinière de légumes + 1 yaourt

Notez vos sensations à la fin de la journée et surtout le lendemain matin. Vous sentez-vous moins gonflé ? Plus à l'aise dans le bas du ventre, un peu comme libéré ? Ne portez pas de jugement, soyez juste au fait de ce que vous ressentez. Si vous avez l'impression d'une amélioration certaine, recommencez 2 ou 3 fois dans la semaine.

Zappez le lactose

Le lactose est le sucre contenu dans le lait de vache et en moindre proportion dans les laits d'autres animaux (chèvre et brebis). Des centaines et des centaines d'études sont publiées chaque années sur la digestion du lait de vache, de chèvre ou de brebis. Les enjeux sont lourds entre le lobbying des producteurs de lait, yaourts et fromages, le besoin d'apports en calcium pour l'organisme et le réel inconfort des personnes qui ont du mal à digérer le lait.

Pour résumer, il semblerait que dans le monde, 65 à 75 % des adultes, tous pays et continents confondus, digèrent mal le lait de vache*. En France, la prévalence de l'intolérance au lactose

* Source : "Archaeology: The Milk Revolution", Curry A., *Nature*, 31 juillet 2013.

tournerait autour de 5 à 7 % de la population adulte. Mais les chiffres sont difficiles à obtenir. En réalité, tout dépend de l'accessibilité du lait en fonction des pays*. En Chine où la culture n'est pas à la consommation de lait de vache, plus de 90 % des adultes sont intolérants au lactose**. Tandis qu'en Europe du Nord, où le lait est l'une des bases de l'alimentation, cette statistique baisse à 5 ou 10 % maximum, puisque l'organisme de ces populations s'est adapté à la présence du lait dans l'alimentation au fil des siècles.

Le « coupable », dans l'histoire, serait le lactose, un sucre naturel du lait, que nous aurions du mal à digérer. Résultat : diverses sensations d'inconfort à la digestion comme des gaz, des ballonnements ou des gonflements, parfois même des diarrhées. Rien de bien méchant, et à ne pas confondre avec la vraie allergie aux protéines du lait de vache, qui est une maladie se déclarant dans les premiers mois de la vie d'un bébé.

---

* Source : "Genetics and epidemiology of adult-type hypolactasia", Sahi T., *Scandinavian Journal of Gastroenterology* – Supplément, 1994.

** Source : "Prevalence and presentation of lactose intolerance and effects on dairy product intake in healthy subjects and patients with irritable bowel syndrome", Yang J., Deng Y., Chu H., Cong Y., Zhao J., Pohl D., Misselwitz B., Fried M., Dai N., Fox M., *Clinical Gastroenterology and Hepatology Journal*, mars 2013.

Quoi qu'il en soit, si vous avez l'impression que le fromage ne vous réussit pas, qu'il provoque chez vous des gaz ou des gonflements, ou si vos 3 produits laitiers par jour semblent vous gonfler le bas du ventre, essayez une journée sans lait de vache.

C'est comme pour la journée sans gluten, on y va à fond. Pas de lait ni de yaourt, pas de fromage ni de fromage blanc, de crème fraîche, de chantilly, de beurre...

Et n'ayez pas peur pour votre calcium, ça n'est pas une journée qui fragilisera vos os ! D'ailleurs, la consommation de produits laitiers dans le cadre de la lutte contre l'ostéoporose est controversée... Mais ça, c'est un autre débat dans lequel nous n'entrerons pas !

Exemple d'une journée sans lactose

Petit déjeuner :

Pain complet agrémenté de beurre végétal ou de beurre de cacahuète ou de miel ou de confiture ou de pâte de coco ou de pâte de sésame ou de purée d'amandes + 1 compote de pomme (maison ou sans sucre ajouté) + 1 boisson chaude.

→

Déjeuner :

Tomates à l'huile d'olive. Saumon vapeur et épinards accompagnés d'une pomme de terre vapeur + de l'eau.

Goûter (facultatif) :

1 fruit frais + 1 poignée d'amandes + 1 boisson chaude non sucrée.

Dîner :

Écrasée de patate douce à l'huile d'olive + fricassée de champignons + 2 carrés de chocolat noir.

Testez mes astuces ventre plat

Restaurant ventre plat

Un restaurant entre amis ou en famille, allez-y, profitez ! Si en revanche, vous déjeunez presque tous les jours en brasserie pour des repas d'affaires ou à la cafète de votre entreprise avec vos collègues, ne cédez pas à la tentation de plats trop riches et déséquilibrés. Vous êtes au travail, continuez à travailler sur votre corps également !

Mon conseil en +. Préférez la formule entrée + plat plutôt que plat + dessert. Vous ferez de meilleurs choix, digérerez mieux et ne serez pas encombré d'un dessert que vous vous sentirez obligé de finir même s'il n'est pas très bon.

Entrées ventre plat

Salade d'artichaut, asperges fraîches (sans mayonnaise), guacamole, lentilles du Puy, rouleau de printemps (les rouleaux de printemps, contrairement aux nems, ne sont pas frits), soupe de légumes du jour.

Plats ventre plat

Tout ce qui est à base de protéines et de légumes cuits. Poulet/haricots verts, steak/ratatouille, tajine de poulet (sans semoule, donc), poisson vapeur ou en papillote de préférence, grillé à la rigueur mais surtout pas pané, accompagné de riz et de légumes.

Pour des plats végétariens, préférez le riz aux pâtes.

Italien, chinois, japonais, indien ?

Le meilleur choix ventre plat, selon moi, c'est la bonne brasserie locale et son chef cuisinier en qui vous avez confiance. Celui qui change sa carte au gré des saisons et propose toujours dans son menu une viande ou un poisson sans sauce, accompagnés de légumes frais préparés maison.

Mais si vous souhaitez choisir un restaurant étranger dans le cadre d'un programme ventre plat, je vous suggère d'opter pour un restau libanais. Les plats libanais végétariens sont en effet très intéressants. Les falafels (croquettes de pois chiches ou de fèves), le taboulé (riche en persil très digeste, bourré de vitamine C et d'antioxydants), le houmous, les feuilles de vigne (si elles sont fraîches, ce qui est très rare) sont d'excellentes options pour faciliter la digestion et le transit. Côté viande, les brochettes de poulet sont cuites sans matière grasse… Donc si vous n'abusez pas du pain libanais avec votre houmous et si vous faites l'impasse sur les desserts, sucrés et mielleux à souhait, le restau ou le traiteur libanais peut être un choix savoureux !

Apéro ventre plat

- Si c'est un apéritif professionnel, zappez l'alcool. Vous aurez l'esprit plus vif et comme je le répète souvent, pas besoin de consommer des calories inutiles au travail. Donc, eau gazeuse ou (de préférence) plate, jus de tomate, jus de fruits frais pressés. En évitant l'alcool, vous serez aussi moins tenté par les biscuits apéritifs.
- Si vous êtes entre amis et optez pour de l'alcool, le meilleur apéritif alcoolisé est

incontestablement le vin – rouge, blanc, rosé ou champagne. 2 verres, pas plus, et vous faites le plein d'antioxydants, accélérez un peu votre transit et appréciez le goût d'un petit cru. Et c'est tout ! Buvez un verre d'eau toutes les 3 ou 4 gorgées de vin, vous aurez moins soif et serez moins tenté de finir la bouteille.

• Pour le grignotage, misez sur les noix (noisettes, noix, amandes etc.) non grillées et non salées. Les oléagineux sont riches en vitamine E, en fibres, en protéines végétales et favorisent le bon cholestérol. En revanche, dès qu'ils sont grillés et salés, ils sont plus néfastes que bénéfiques et vous font stocker des calories.

Si vous faites un apéro chez vous, voici quelques idées de grignotage intéressantes.

Cubes de betterave rouge et feta

Coupez des betteraves rouges en petits cubes aussi réguliers que possible. Coupez de la feta en cubes de même taille que les betteraves. Sur une petite pique en bois, embrochez 1 cube de betterave et 1 cube de feta. Servez. La betterave est pleine d'antioxydants et de vitamines, et la feta – au lait de brebis – se digère très facilement.

Guacamole fait maison à tartiner sur du pain complet

Mixez (ou mélangez à la fourchette) 2 avocats mûrs à point, ajoutez 2 pincées de sel, 1 pincée de poivre, 1 échalote coupée très finement, 2 cuillères à soupe d'huile d'olive et le jus de 1 citron. Mixez de nouveau (ou mélangez à la fourchette). Servez. À étaler sur du pain complet ou à déguster avec un dip de légumes (voir ci-après).

Dip de légumes crus

C'est très basique, mais ça marche toujours. À la place des sempiternelles chips, cacahuètes et autres pistaches grillées et salées, proposez des bâtonnets de carotte, de concombre, des radis, du chou-fleur, des tomates cerise. Servez-les avec un choix de sauces à base de fromage blanc allégé ou de yaourt de brebis et aromatisées selon votre goût, à l'ail, au cumin, au curry, aux herbes aromatiques ou avec une pointe de ketchup... Oui, c'est vu et revu, n'empêche : curieusement, les légumes sont toujours le grignotage qui part en premier ! Parce que c'est bon et que vos invités sont aussi sensibles que vous à leur ligne !

Houmous fait maison à tartiner sur du pain complet

Beaucoup moins salé et moins gras que le houmous du commerce. Essayez cette recette toute simple. Versez une petite boîte de pois chiches dans une passoire et rincez à l'eau. Versez-les ensuite dans le bol de votre mixeur. Ajoutez ½ bol d'huile d'olive, 2 cuillères à soupe de pâte de sésame (tahini), 1 gousse d'ail, 2 pincées de sel, 1 pincée de poivre et le jus de 1 citron. Mixez le tout pendant 2-3 minutes. Servez frais et étalez sur du pain complet. C'est un apéro très riches en protéines végétales, en antioxydants et en oméga-3, -6 et -9.

Snack ventre plat

Envie d'une glace ?

Essayez plutôt ceci : versez un yaourt au lait de brebis dans un bol. Ajoutez 1 grosse cuillère de purée d'amandes complètes par-dessus, et dégustez. C'est doux, goûteux, frais, et cela remplace avantageusement une glace caramel au beurre salé ! D'autant que vous profitez d'un cocktail de protéines animales et végétales, de vitamine E et de bonnes graisses anticholestérol sans sucre ajouté.

Envie de biscuits ?

Toastez 3 tranches de pain complet et tartinez-les de purée d'amandes complètes. Ajoutez un filet de miel et dégustez avec une tasse de thé vert (qui contient beaucoup d'antioxydants). C'est beaucoup plus rassasiant, plus nourrissant et plus intéressant sur le plan nutritionnel que des biscuits du commerce

Le saviez-vous ? Les biscuits industriels sont, pour la plupart, fabriqués avec de l'huile de palme, très mauvaise sur le plan nutritionnel mais aussi désastreuse sur le plan écologique. En effet, la culture du palmier à palme se développe à vitesse grand V, entraînant la destruction de milliers d'hectares de forêts tropicales et équatoriales, mettant ainsi en danger de nombreuses espèces comme l'orang-outan. Et en plus, ces biscuits sont excessivement sucrés. Bref, ils n'ont rien à faire dans une alimentation ventre plat (ni même dans une alimentation tout court !), sauf à dose homéopathique.

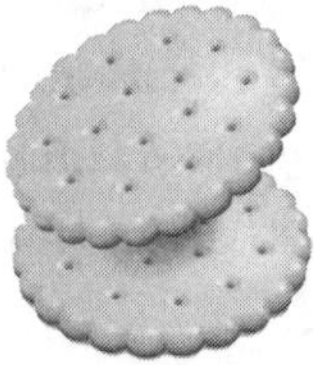

Envie de chips ?

Préparez-vous un petit sandwich pain complet + fromage de brebis ou de chèvre. L'envie de salé sera satisfaite et vous apporterez des vitamines, des minéraux et des bonnes graisses à votre corps. Sans en abuser bien sûr.

Sinon, épluchez rapidement une carotte que vous tremperez dans un mélange de yaourt, poudre de curry et sel aux herbes aromatiques. C'est anti-inflammatoire (grâce au curcuma présent dans le curry), léger, digeste, frais, salé et plein de bons minéraux.

Desserts ventre plat

Le dessert, c'est toujours le moment le plus dur à gérer dans un dîner. Se laisser tenter… être raisonnable… se faire un demi-plaisir… passer pour un rabat-joie. Ma devise, en termes de dessert, c'est de minimiser les dégâts au maximum. Et quand on se laisse tenter, on y va franco.

En pratique, lorsque c'est possible, ne prenez pas de dessert. Les déjeuners à la cantine, les en-cas pris sur le pouce, les repas d'affaires ne doivent pas se terminer systématiquement par un dessert. Mangez un repas bien équilibré, et suffisamment pour ne pas rester sur votre faim au moment du dessert.

Si vous recevez chez vous ou si vous préparez des repas pour toute la famille, voici quelques idées de dessert à partager de temps en temps.

Beignets de fruits maison sans gluten ni lactose

Dans un saladier, mettez 150 g de farine de sarrasin, 1 sachet de sucre vanillé, 15 à 20 cl de « lait » d'amande, 1 cuillère à café de levure chimique, 1 œuf. Mélangez au batteur. La pâte doit être plus épaisse qu'une pâte à crêpe. Ajoutez un peu de farine si besoin.

Pelez des fruits (pomme, poire, ananas, banane, brugnon... il faut des fruits assez fermes et pas trop juteux), coupez-les en tranches de 5 mm d'épaisseur environ. Trempez les tranches de fruits dans la pâte à beignets et faites-les frire pendant 2 minutes dans l'huile de friture. Et mangez-en 2, pas plus, ça suffit amplement !

Délice d'ananas aux dattes et pignons de pin

Coupez un ananas frais en tranchettes régulières. Disposez-les sur un plat ou une grande assiette. Ciselez de la menthe fraîche par-dessus. Coupez des dattes en petits morceaux et parsemez-en l'ananas. Ajoutez quelques pignons de pins. Laissez reposer 30 minutes ou plus. Et servez.

Compote de pomme

C'est simplissime à réaliser, mais la compote maison est toujours une véritable valeur ajoutée très appréciée lors d'un dîner.

Pelez et coupez en quartier pas trop gros 1,5 kg de pommes de saison. Versez les morceaux dans une casserole antiadhésive. Ajoutez 1 petit verre d'eau. Faites cuire à feu doux. Toutes les 10 minutes, remuez et pressez les fruits contre le fond de la casserole.

Ajoutez 1 sachet de sucre vanillé si vous le souhaitez, mais ce n'est pas obligatoire. Ajoutez de l'eau si nécessaire, ainsi qu'une pointe de cannelle, qui relève à merveille le goût de la pomme, ou encore les graines d'une demi-gousse de vanille (si vous n'avez pas déjà mis du sucre vanillé).

→

Servez tiède, accompagné de yaourt au lait de brebis. Son côté un peu acide se marie très bien avec la compote de pomme.

Brownie cru au cacao amer (sans gluten ni lactose)

Avis aux amateurs et amatrices de chocolat noir, c'est un délice qui aura un très grand succès.

Dans un robot mixeur, mixez 1 tasse de cerneaux de noix jusqu'à obtenir une poudre fine. Puis ajoutez 1 tasse de poudre de noisette, ½ tasse de cacao amer, 1 cuillère à café de sel. Mixez le tout.

Ajoutez progressivement 2 tasses de dattes sèches dénoyautées. Mixez chaque fois après l'ajout de 5 à 7 dattes. Vous obtenez une pâte assez malléable. Étalez-la dans un plat ou dans un moule en compactant bien.

Faites reposer pendant au moins 1 h au réfrigérateur. Avant de servir, saupoudrez de cacao amer.

C'est un cocktail de fibres, de magnésium, de potassium, de vitamines et d'acides gras polyinsaturés. Votre corps vous dira merci, votre ventre aussi. Et vos invités également. N'en abusez pas, toutefois, car les dattes sont très sucrées.

→

J'utilise aussi ce brownie cru comme en-cas énergétique et protéiné après m'être entraînée dur ou lors d'une activité physique prolongée, et que je ressens le besoin d'un petit remontant. Pensez-y également quand vous partez skier toute la journée, pour les sorties de piscine des enfants, en ravitaillement pour ceux qui font de l'ultrafond...

Cette recette m'a été soufflée par Eve Kalinik, nutritionniste à Londres, et je l'ai un peu adaptée pour qu'elle soit encore meilleure à mon goût ! C'est d'ailleurs Eve Kalinik qui est à l'origine de ma « conversion » à une alimentation moins basée sur les pâtes et les farines blanches, moins riche en lactose et en caféine. Je suis ses conseils plutôt assidûment et je sens véritablement un niveau d'énergie plus élevé dans mon corps, une récupération facilitée et des matins moins difficiles.

Petit déjeuner à l'hôtel

Si vous êtes en vacances et que vous avez envie de profiter de la vie sans vous prendre la tête, allez-y ! Faites-vous plaisir et vous rouvrirez ce livre à votre retour. Mais si vous êtes en voyage d'affaires ou que vous vous déplacez souvent pour le travail, il serait vraiment dommage d'accuser votre job de vous gonfler le ventre ! Voici donc comment prendre soin de son ventre dès le matin, même lorsque l'on n'est pas chez soi.

Option 1

- Boisson chaude non sucrée. Du thé vert ou encore mieux une infusion, c'est le top.
- 3 ou 4 tranches de pain complet. Il y en a forcément dans un hôtel de chaîne. À tartiner légèrement de beurre non salé.
- 1 fruit frais de saison.

Option 2

- Boisson chaude non sucrée.
- Muesli dans lequel vous ajoutez un fruit frais coupé et que vous arrosez de lait de soja ou de yaourt (plus digeste que le lait).
- Mangez doucement, en pleine conscience. Les céréales s'avalent souvent si rapidement que l'on ne se rend même pas compte que son estomac est rempli.

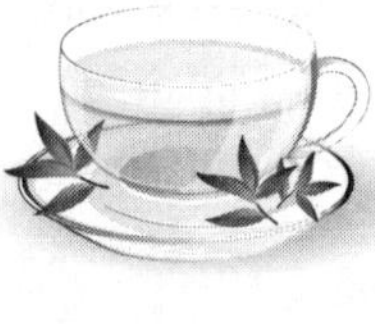

Option 3 (si vous aimez le salé le matin)

- 2 œufs durs.
- 1 tranche de jambon ou de saumon fumé.
- 1 tranche de pain complet beurré.
- 1 tomate.
- 1 boisson chaude non sucrée.

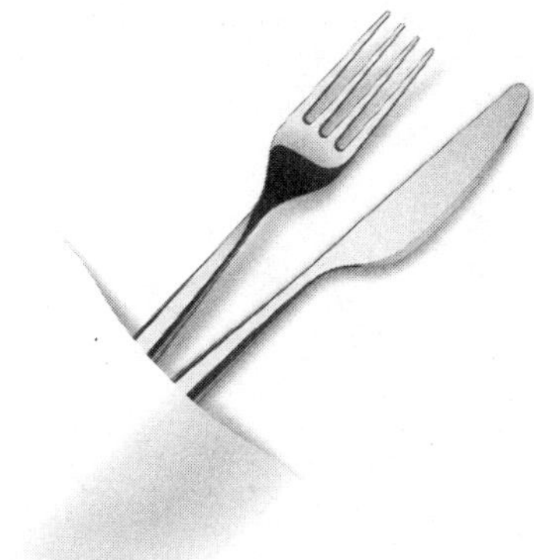

CHAPITRE 3

À chaque problème de ventre non plat, son explication !

Pour ce chapitre, j'ai souhaité vous faire profiter des réponses que je publie régulièrement sur mon blog. Les questions ou témoignages en italique reprennent les questions d'internautes qui me contactent quotidiennement.

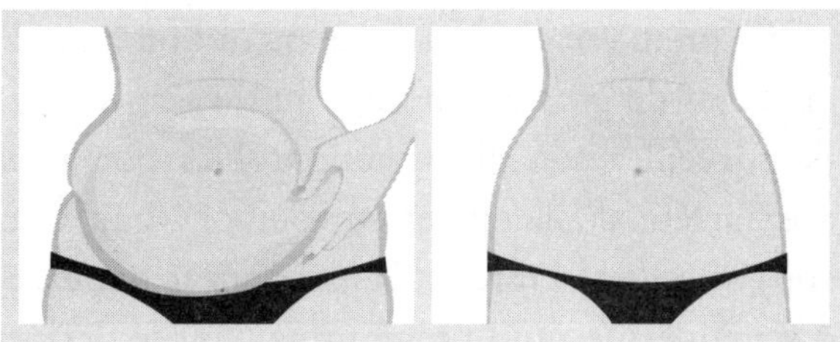

Perdre du ventre après un accouchement

J'ai deux enfants, un fils de 4 ans et une petite de 6 mois. Et là ça y est, je n'en peux plus, je veux absolument retrouver un ventre plat. Le mien est mou et plutôt gonflé sous le nombril. Je rêve d'un ventre bien dessiné !

Si, comme cette internaute, vous rêvez de retrouver la ligne après une grossesse, lisez ce qui suit. Tout d'abord, patience, patience, patience ! Le corps se remet doucement de sa transformation, n'essayez pas d'aller plus vite que la musique. Je vois tellement de femmes qui, 1 mois après l'accouchement, me demandent le style d'abdominaux qu'elles peuvent pratiquer à la maison… Et qui sont très déçues lorsque je leur propose des positions de gainage et de la respiration abdominale, qui leur paraissent trop « faciles ».

La première chose à faire, quand on a gardé des kilos de grossesse au niveau du ventre, c'est de surveiller son alimentation. Dès que vous avez arrêté d'allaiter, et surtout dès que vous vous en sentez la force et la motivation, tentez les 4 semaines de mon programme (voir le dernier chapitre de ce livre). Attendez tout de même que votre bébé fasse ses nuits. Car on ne peut pas lutter contre tout. La fatigue, accumulée durant la grossesse et les premières semaines avec votre nourrisson, ne vous permet pas toujours d'être à l'écoute de vos sensations de faim et de satiété. Donc, pas de précipitation. Vous pourrez vous y mettre quand vous le sentirez vraiment, pour pouvoir y aller sereinement sans vous rajouter du stress.

Concernant la ceinture abdominale, ne vous mettez pas à mesurer systématiquement votre tour de taille. Il va falloir faire des efforts, certes, pour redessiner cette zone, mais plus tard ! Le but, dans un premier temps, est de tonifier les muscles posturaux de la taille, en l'occurrence le transverse, les obliques, les lombaires et le grand dorsal.

Enchaînez tous les jours 1 minute de chacun des 5 mouvements d'abdominaux ventre plat décrits dans le livre. Au quotidien, essayez l'exercice du « pack de lait » (p. 102) au moment de ranger vos courses et de vous muscler en jouant avec vos enfants (p. 112) !

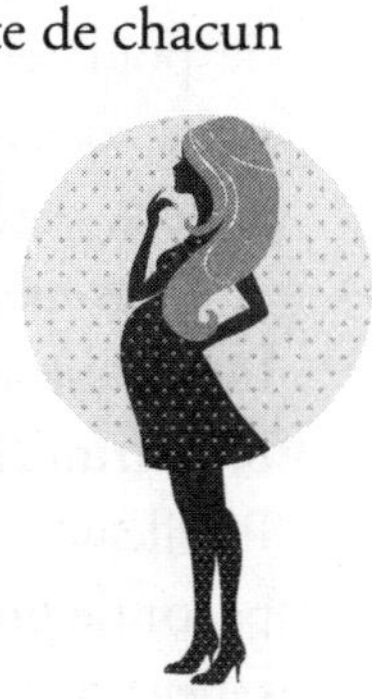

Perdre du poids et du tour de taille

Je pèse 65,5 kg pour 1,72 m. Mon poids ne me dérange pas, mais je vois que mon ventre et mes cuisses ont pris de la graisse, et ça me tue ! Que puis-je faire pour « fondre » un peu, notamment au niveau du ventre ?

Cette jeune femme a un Indice de masse corporelle (IMC) en dessous de 25, donc pas d'inquiétude pour sa santé. Ceci dit, il vaut mieux, dans ce genre de situation, ne pas prendre de poids pour ne pas risquer de passer du côté du « surpoids ». Cela vous laisse aussi un peu de marge pour vous faire plaisir. Si, tout comme mon témoin, vous avez envie de perdre un peu de poids et de tour de taille alors même que votre corpulence est dans la norme, voici ce que je peux vous suggérer.

Commencez par améliorer votre alimentation. Essayez de manger davantage de légumes et de fruits frais et moins de produits industriels. Privilégiez les aliments préparés à la maison à partir de produits bruts : faites-vous même votre sauce tomate (elle sera moins salée), vos pizzas (elles seront moins grasses), vos desserts (ils seront moins sucrés).

Essayez aussi la diète du soir : 1 à 2 soirs par semaine, mangez très léger c'est-à-dire, par exemple, 1 bol de riz et des légumes cuits. Au début, ça fait un peu bizarre. Mais au bout de 3 ou 4 fois, on s'habitue et on se réveille le lendemain avec un ventre bien plat. Cela peut devenir une habitude et au bout d'un mois, vous ne pourrez plus vous passer de ces soirs de diète. C'est très efficace… à condition de ne pas manger deux fois plus le lendemain, bien sûr !

Pour raffermir vos cuisses et votre ventre, je vous propose de faire du renforcement musculaire assez intense. 2 à 3 fois par semaine, faites-en pendant 30 minutes. Et si vous en avez la possibilité, poursuivez avec 30 minutes de cardio (jogging, danse, vélo, natation… ce que vous préférez).

Focalisez-vous sur les abdominaux profonds et sur les mouvements globaux qui font travailler beaucoup de muscles en même temps. Des squats, des fentes, des pompes (même sur les genoux), des thrusters, des burpees, des planches… Ces mouvements vous demandent de dépenser beaucoup d'énergie d'un coup et vous aident à aller puiser dans les graisses plus rapidement.

Essayez les Fitness Master Class sur YouTube, des séances de 15 minutes pour se muscler et faire du sport chez soi sans équipement. Inspirez-vous de ces mouvements et essayez d'aller un peu plus loin chaque semaine. Cherchez la limite de l'essoufflement. Cela voudra dire que vous stimulez efficacement votre métabolisme.

Bien sûr, tout cela va vous demander un peu d'effort. Mais au bout de 6 à 8 semaines, vous ne pourrez plus vous en passer, d'autant que vous verrez le résultat sur votre silhouette[*] !

Retrouver un ventre plat au masculin

J'ai 42 ans et je commence sérieusement à prendre de la bedaine. J'étais un homme très sportif jusqu'à 25-30 ans mais le boulot, le stress et la vie de famille m'empêchent de m'y remettre. Je n'ai vraiment pas envie de devenir bedonnant ! Que puis-je faire ?

Cette question m'a été envoyée par un homme qui me suit sur YouTube. J'imagine très bien son désarroi, lorsqu'il se regarde de profil dans son miroir, de constater les dégâts qui se sont accumulés sur le long terme.

---

* À lire du même auteur, dans la même collection : *Une silhouette de rêve, c'est malin.*

C'est vrai que jusqu'à 30-35 ans, les hommes bénéficient d'un métabolisme et d'un équilibre hormonal très en leur faveur. Du coup, ils peuvent se permettre de nombreux écarts sans répercussion sur leur physique. En revanche, à l'intérieur, ça commence à se dégrader doucement mais à l'extérieur ça ne se voit pas ! Et puis bing ! vers 35-40 ans, l'équilibre hormonal commence à flancher un peu, la testostérone diminue, et si aucun sport ne vient aider le métabolisme à rester au top, le corps en prend un coup.

Bonne nouvelle pour vous, messieurs : les hommes perdent leur ventre en premier, et généralement sans trop de difficulté. Du moins quand ils se prennent en main sans tarder. Donc, globalement, il est plus facile pour un homme de perdre son ventre que pour une femme. Injuste à mes yeux, messieurs, mais c'est chouette pour vous, n'est-ce pas ?

La première chose à faire est de vous remettre au sport, même si vous vous sentez trop stressé ou fatigué, même si vous pensez que vous n'en avez pas le temps. En effet, le sport va vous redonner de

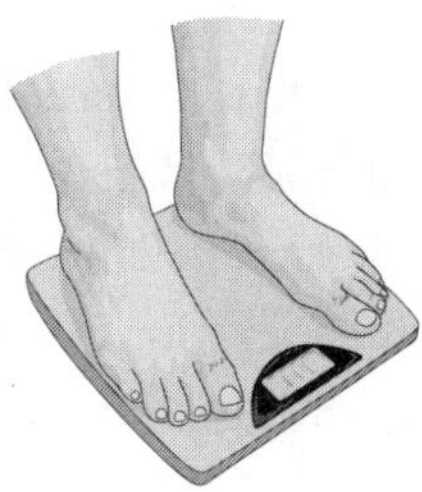

l'énergie et vous aider à mieux gérer votre stress. Peut-être que cela vous semble insurmontable et pourtant, vous en avez plus que besoin. Je dis souvent aux personnes que je coache : « Quand tu n'as pas la motivation pour faire du sport, c'est que tu en as doublement besoin ! »

Amusez-vous et commencez par reprendre à un rythme tout doux. Si vous nagiez comme un dieu quand vous étiez plus jeune, retournez faire des longueurs 1 à 2 heures par semaine sans forcer, pour retrouver les sensations. Si vous jouiez au foot, trouvez-vous un centre de foot en salle pour vous retrouver à 4 ou 5 copains un ou deux soirs par semaine. Là aussi, allez-y doucement, sans forcer, juste pour vous faire du bien. Vous avez plus de 40 ans, c'est fini, la compète, OK ? Par contre, il faut que vous ayez chaud, que vous transpiriez au bout de 10 minutes et que vous prolongiez ensuite votre effort pendant 60 à 90 minutes.

Le mieux, si vous le pouvez, est d'inclure un peu d'*interval training* (entraînement fractionné) dans vos séances, c'est-à-dire une alternance entre phase d'accélération et phase de récupération. Par exemple si vous faites du vélo : 3 minutes de sprint, 1 minute 30 de pédalage doux. À recommencer 10 à 15 fois. À pratiquer aussi en nageant, en courant…

Cet entraînement en fractionnés va comme « choquer » votre organisme et engendrer une réponse hormonale forte. Ainsi, vous produirez davantage de testostérone et retrouverez un métabolisme plus puissant, presque comme celui de votre jeunesse ! (Presque…)

Si vous avez envie de faire des abdominaux en plus, allez-y ! Dans ce cas, essayez de les faire avant votre séance de cardio, ce sera d'autant plus profitable pour la dépense énergétique.

Surtout, ne faites pas 200 crunchs ou relevés de buste à la Rocky dans votre garage ! Vous allez vous faire mal au dos et gonfler encore davantage votre ventre. À la place, préférez les exercices de gainage comme la planche, la pompe, la traction… Et démarrez toujours la contraction des muscles par un « périnée expire » (voir p. 97). Ainsi, vous solliciterez chaque fois votre transverse, le muscle profond des abdominaux, qui vous fera un ventre plus plat.

Ensuite, il serait intéressant de regarder votre alimentation de plus près. Voici quelques conseils, et reportez-vous aussi aux deux premiers chapitres de ce livre. Limitez au maximum les pâtes et le pain… que les hommes consomment en grande quantité quotidiennement, sans même s'en rendre compte. Remplacez les pâtes par des lentilles, du riz complet, des pois chiches, du quinoa, des pommes de terre (vapeur !). Limitez vos desserts à 3 par semaine, n'en prenez que quand ça vaut le coup, c'est-à-dire quand ils sont vraiment bons et vous font plaisir.

Enfin, diminuez votre consommation d'alcool. Les boissons alcoolisées sont directement stockées en graisses. Et comme les hommes tiennent souvent mieux l'alcool que les femmes, ils ont tendance à boire plus que de raison. 5 à 7 verres par semaine, soit un verre par jour, ça suffit amplement, et de préférence du (bon) vin, évitez la bière et les alcools forts.

Vous vous attendiez peut-être à une réponse miracle, du genre appuyer sur le bouton « stop ventre » ! Eh bien non ! Le miracle est en vous, c'est vous et vous seul qui arriverez à inverser la vapeur avec du sport d'endurance, un peu d'*interval training*, une meilleure alimentation et moins d'alcool. Dans ce livre, on dit la vérité, toute la vérité et rien que la vérité, je le jure !

Mon conseil en +. Bien entendu, si vous aviez laissé tomber le sport depuis plusieurs années, il est in-dis-pen-sable de passer voir votre médecin avant de vous remettre au sport, surtout du fractionné, qui sollicite quand même beaucoup le cœur. Le médecin vérifiera votre rythme cardiaque et l'état de votre dos, et vous délivrera son sésame, pour que vous pratiquiez en toute sécurité.

Relancer la perte de poids

Je mesure 1,73 m pour 59 kg et j'ai 34 ans, je n'ai pas encore d'enfant. Depuis quelque temps, je trouve que j'ai un peu de ventre et des poignées d'amour, bien que je fasse plusieurs heures de gymnastique par semaine, notamment en suivant vos vidéos.

Je pense que je dois me disperser ou mal m'y prendre car je ne parviens pas à raffermir correctement les zones évoquées plus haut. Je mange aussi équilibré que possible, sans toutefois que la nourriture soit une obsession. Pensez-vous que je devrais consacrer plus de séances et de temps d'exercices pour le ventre et la taille, faire du cardio ? Bref, j'ai besoin d'être « réorientée ». Merci par avance de votre réponse et de votre aide.

Ce genre de témoignage concerne pas mal de monde. Vous êtes plutôt enthousiaste à l'idée de faire du sport, vous en faites, vous mangez correctement et cependant, votre corps ne « répond » plus à vos efforts.

Je comprends votre frustration ! Mais ne lâchez rien, surtout. En fait, je pense que votre corps est habitué au sport et aux activités physiques que vous lui faites faire. Donc, il ne progresse plus. Il stagne et même, il régresse. C'est très courant (en sens inverse, vous avez certainement remarqué, si vous faites régulièrement du sport, que vous avez tendance à grossir si vous arrêtez pendant plusieurs semaines, pour une raison ou une autre). Au bout de 1 an ou 2 de pratique à rythme modéré, toujours aux mêmes horaires et avec les mêmes entraînements, on ne voit plus aucun progrès.

Ce que je recommande, dans ce genre de situation, c'est de changer un peu plus souvent vos entraînements. Notre internaute parle de cardio dans sa question. Oui, faites du cardio, mais variez. En clair, essayez le fractionné (voir programme de 4 semaines p. 139). Vous démarrez par 10 minutes tranquilles. Puis, vous alternez 1 minute 30 rapide et intense, suivie de 1 minute de récup, 1 minute 30 rapide et intense, 1 minute de récupération, etc. Faites ça pendant 20 à 30 minutes. Puis, vous repartez pour 10 minutes très tranquilles, pour le retour au calme. Le fractionné peut être pratiqué dans n'importe quelle activité. La marche active, la course à pied, la corde à sauter, la natation, le vélo, l'aviron. Mais aussi en renforcement musculaire avec les méthodes HIIT (*High-Intensity Interval Training* ou entraînement fractionné de haute intensité : CrossFit, GRIT Series, Tabata). L'important, c'est de se « dépouiller », comme on dit. Vous pouvez aussi regarder mes vidéos sur YouTube il y a les détox, ou la corde à sauter pour varier les plaisirs.

Ça fait mal, ça brûle, le cœur monte très haut... mais on se construit un corps très athlétique, aussi bien à l'intérieur qu'à l'extérieur. Je m'explique : l'entraînement fractionné, ou *interval training*, demande à votre cœur et à vos poumons de s'adapter très vite pour nourrir vos muscles. Donc, en quelques semaines, vous vous construisez un cœur et des poumons ultra-efficaces. Au rythme de deux entraînements fractionnés par semaine, vous vous affinerez en 2-3 mois.

➽ **Attention.** L'inconvénient, c'est que le fractionné peut ouvrir l'appétit, parce qu'il épuise très vite les sucres et stimule la prise alimentaire. Il faut donc faire encore plus attention à son alimentation et ne pas craquer parce qu'on a fait du sport, ce serait quand même bête !

En résumé, continuez votre renforcement musculaire, surtout les exercices centrés sur le transverse (le muscle profond de la sangle abdominale, voir p. 96), 2 à 3 fois 30 minutes par semaine. Et en plus de cela, faites du fractionné 2 fois par semaine. Quitte, si vous n'avez pas le temps de tout faire, à zapper un renfo au profit du fractionné.

Changer son entraînement en permanence, changer de sport, changer les appuis, changer les horaires, changer les méthodes, tout cela demande à votre corps de toujours s'adapter et de ne jamais régresser.

Dessiner le bas des abdominaux

Salut Lucile, je bosse à fond mes abdominaux depuis quelque temps, mais je suis un peu déçue. C'est bien dessiné sur le haut des abdos, sous les côtes, on commence même à voir mes plaques de chocolat. En revanche, pas de résultat sur le bas des abdominaux. Comment faire pour que le triangle soit dessiné ? Je suis dans une impasse ! As-tu une solution à me proposer ?

Pour répondre à cette question, je vais donner une petite leçon d'anatomie afin de bien vous faire comprendre de quoi il est question ici (voir aussi p. 94).

Lorsque l'on parle des « plaques de chocolat », on évoque le grand droit de la sangle abdominale. C'est le muscle le plus superficiel, celui que l'on travaille quand on fait des relevés de buste ou des relevés de bassin.

Dans le « triangle du bas », en revanche, c'est le transverse, le muscle profond de la sangle abdominale, qui est concerné. En effet, le transverse passe par-dessus le grand droit, en dessous du nombril et va jusqu'au pubis.

Par conséquent, si vous voulez voir le bas des abdominaux plus dessiné, il faut solliciter le muscle profond des abdominaux. Il ne se travaille pas avec les crunchs (ou relevés de buste). Surtout pas. Il se travaille avec des exercices de gainage comme la planche, la planche oblique, le russian twist, les rotations ciseaux etc. (voir les exercices proposés p. 125 à 132).

Mais il sera davantage sollicité si vous contractez le périnée en même temps. En résumé, changez 50 % de vos mouvements d'abdominaux pour intégrer du gainage. Et pendant ce gainage, contractez le périnée à 50 % (comme une moyenne envie de faire pipi) lors de vos expirations.

Par ailleurs, pendant tous vos autres mouvements de musculation (jambes, dos, bras…) continuez à travailler le « périnée expire » (voir p. 97). En quelques semaines, vous obtiendrez des résultats surprenants sur le triangle du bas.

J'ajoute que le bas du ventre étant une zone privilégiée de stockage des graisses chez les femmes, il faut aussi adapter son alimentation pour que cette zone musculaire se dessine.

Ce dernier témoignage, directement axé sur le travail des abdominaux, m'offre une transition parfaite pour passer à la seconde partie de ce livre, qui vous dit tout ce que vous devez savoir sur les muscles abdominaux et vous décrit les exercices les plus utiles pour votre stratégie ventre plat !

PARTIE 2

Un ventre plat grâce aux (bons) exercices

CHAPITRE I

Pourquoi bannir les classiques abdos façon militaire ?

Laissez tomber les 200 abdos à la Rocky Balboa, au pied du lit tous les matins. Oubliez à tout jamais les relevés du buste à toute vitesse. Ces exercices à l'ancienne ne font que muscler le grand droit abdominal, qui est le muscle superficiel des abdominaux. Il gonfle et fait prendre du tour de taille sans rien affiner du tout. De plus, le solliciter trop souvent avec des exercices de type crunchs ou des relevés rapides du bassin entraîne la colonne vertébrale en flexion avant de façon trop répétée. Résultat : vous vous faites mal au dos en croyant vous faire du bien au ventre. En résumé, arrêtez !

Entrez dans un monde nouveau où lenteur est synonyme de précision et où respirer rime avec efficacité. Pour mieux vous convaincre, voici quelques explications anatomiques non négligeables.

Apprivoisez les 4 groupes musculaires de la sangle abdominale

1. Le grand droit – le plus superficiel

Ce sont en réalité deux muscles reliés entre eux au centre par ce que l'on appelle la ligne blanche. Ils dessinent les 6 carrés de chocolat que l'on voit au-dessus du nombril, sur les personnes très musclées (surtout les hommes, mais certaines femmes aussi). Ils gonflent en volume depuis le bas des côtes jusqu'au nombril, ce qui peut bien sûr être intéressant sur le plan esthétique.

À retenir : pour notre objectif, qui est ici simplement d'avoir le ventre plat, ce n'est pas ce muscle qui nous intéresse le plus (voir plus haut).

2. L'oblique externe – ou grand oblique

Nous en avons un de chaque côté du corps. Les grands obliques partent des côtes pour aller vers la hanche et le pubis. Ces muscles sont très importants dans le maintien de la posture lorsque vous vous tournez. Ils protègent le dos quand il faut attraper un stylo tombé sur le côté de la chaise, quand il faut vérifier la ceinture du petit sur le siège arrière, quand vous vous rattrapez à la rampe si vous glissez d'une marche dans l'escalier…

À retenir : sur le plan esthétique, les obliques externes sont très intéressants. Lorsqu'ils sont bien toniques, ils dessinent une taille fine et ferme.

3. L'oblique interne – ou petit oblique

Ils sont insérés un peu plus en profondeur que les grands obliques. Ils jouent eux aussi un rôle dans les rotations et les inclinaisons de buste. Ils participent à l'expiration profonde, tout comme le transverse (ci-après).

À retenir : les petits obliques seront pratiquement toujours en action dans les exercices proposés plus loin.

4. Le transverse

C'est le muscle des abdos le plus profond. Vous ne pouvez pas vraiment le toucher mais vous pouvez le dessiner. Placez vos mains sur vos dernières côtes sous la poitrine, puis faites-les glisser le long des côtes vers le dos et sur les vertèbres lombaires dans le bas du dos, ramenez les mains sur les crêtes iliaques (les petits os pointus devant les hanches) et descendez-les ensuite jusqu'au pubis. Vous avez dessiné votre transverse. Et vous l'avez compris, le muscle fait tout le tour du ventre, comme un corset à la taille.

C'est un muscle extrêmement puissant qui, lorsqu'il est contracté, diminue le tour de taille, mais il permet aussi de tousser, d'expirer et, chez les femmes, d'expulser le bébé lors de l'accouchement.

Le transverse joue un rôle primordial dans le maintien de la posture debout, dans la protection des vertèbres et il contient les viscères en place. C'est lui qui fait la taille vraiment fine, c'est lui aussi qui fait le ventre plat sous le nombril. Le « bas de la plaque de chocolat », c'est lui, ce n'est pas le grand droit ! Parce qu'il passe devant ce dernier à son insertion. Je sais c'est un peu technique, mais cette précision m'est indispensable pour terminer de vous convaincre, si vous pensiez que c'était le devant des abdos que vous deviez muscler.

À retenir : pour un ventre plat, la priorité c'est le transverse. Il se travaille en douceur, en conscience, avec lenteur et beaucoup d'attention sur les sensations corporelles.

L'arme secrète du ventre plat : le « périnée expire »

Attention, voici le paragraphe le moins glamour de ce livre. Mais qu'importe, il faut bien en parler et rétablir les vérités ! D'autant que vous allez découvrir ici le meilleur secret pour maintenir un ventre plat toute l'année. Essayez. Peu importe où vous êtes, et la position dans laquelle vous êtes (assis, allongé, debout… tout marche !), personne ne se rendra compte de rien.

- Inspirez et gonflez votre ventre. Le nombril s'éloigne de la colonne vertébrale. Quand vous avez pris tout votre air, bloquez à poumons pleins et contractez votre périnée. Trivialement, c'est comme de se retenir très fort d'une envie de faire pipi ou d'aller à la selle.

- Expirez ensuite à fond en vidant tout l'air et en maintenant votre périnée contracté jusqu'à la fin de l'expiration. Le nombril s'est rapproché de la colonne vertébrale. Vous pouvez passer vos mains sur votre ventre et sur votre taille : c'est plutôt ferme, n'est-ce pas ? Votre périnée est toujours contracté. Maintenez cette posture pendant quelques secondes avec les poumons vides.

- Respirez normalement et relâchez tout.

Avez-vous ressenti cette sensation de corset qui se referme autour de votre taille ? C'étaient le transverse et les petits obliques qui se contractaient fortement. Et avez-vous remarqué la discrétion de ce mouvement ? Vous pouvez le pratiquer partout ! Dans le bus, en voiture, dans la queue du supermarché, en marchant, en réunion de travail, en cuisinant…

Essayez de pratiquer ce « périnée expire » au moins 10 fois par jour, chaque jour de votre vie. Si, si ! Il suffit d'y penser, c'est tout. Vous constaterez, au bout de quelques mois, une énorme différence !

Le périnée et le transverse d'après Bernadette de Gasquet

Le périnée est un ensemble de muscles qui s'attachent en losange au niveau du pubis et jusqu'au coccyx. Le périnée est constitué d'un groupe de muscles bien cachés. Il n'est pas très grand mais il soutient à lui seul tous les organes situés au niveau du bassin. Il joue un rôle primordial dans le maintien de la continence. En effet, l'urètre, l'anus et le vagin passent à travers ces muscles.

Pour contracter le périnée, imaginez que vous retenez une grosse envie d'uriner ou d'aller à la selle. Vous sollicitez les sphincters ET le périnée. Cette contraction du périnée entraîne un mouvement de rentrée du ventre juste au-dessus du pubis et renforce la contraction du transverse – le muscle profond des abdominaux.

C'est pourquoi je vous inviterai en permanence à contracter le périnée et à expirer avant la contraction des abdominaux afin d'être sûr d'être bien placé et de solliciter les muscles qu'il faut !

Dernière indication : ça marche également pour les hommes ! Ils ont aussi un périnée connecté au transverse. Donc, pour eux, même combat. On arrête les crunchs, on fait les bons mouvements que l'on démarre par un « périnée expire ».

CHAPITRE 2

Les exercices à pratiquer au quotidien

Le plus gros fléau, en matière d'activité physique, c'est bien sûr le manque de temps. Le travail, les transports, la vie de famille, l'intendance du foyer sont tellement chronophages qu'aujourd'hui, la majorité des gens évoquent le manque de temps comme étant le pire empêchement pour faire du sport.

Mais réjouissez-vous, on peut très bien se muscler efficacement la ceinture abdominale sans pour autant se rendre 4 fois par semaine en salle de sport. Voici quelques idées à tester et à pratiquer aussi souvent que vous y pensez !

À la maison

Dans la cuisine

Porter un pack d'eau

Voici un petit exercice à pratiquer au moment où vous rangez vos courses !

- Saisissez un pack de 6 l de lait (6 kilos) ou, si vous y arrivez sans vous faire mal au dos, un pack de 6 bouteilles d'eau de 1,5 litre (9 kilos) avec les deux mains, assez fermement.
- Tenez-vous bien droit, les deux pieds ancrés dans le sol, les épaules et les hanches bien alignées. Inspirez et grandissez le buste vers le haut, puis basculez les épaules sur le côté droit. Les deux talons restent bien dans le sol et du coup, le pack d'eau bascule vers votre genou droit. Les hanches ne bougent pas et ne se décalent pas vers la gauche.
- À la fin de l'inspiration, contractez à fond votre périnée. Puis, expirez et remontez votre buste dans sa position initiale en rapprochant les côtes gauches de la hanche gauche.
- Répétez ce mouvement autant de fois à gauche qu'à droite, en prenant bien le temps de régler vos mouvement sur l'inspiration / « périnée expire ».

→

Vous sentirez vos obliques et votre transverse travailler très efficacement.

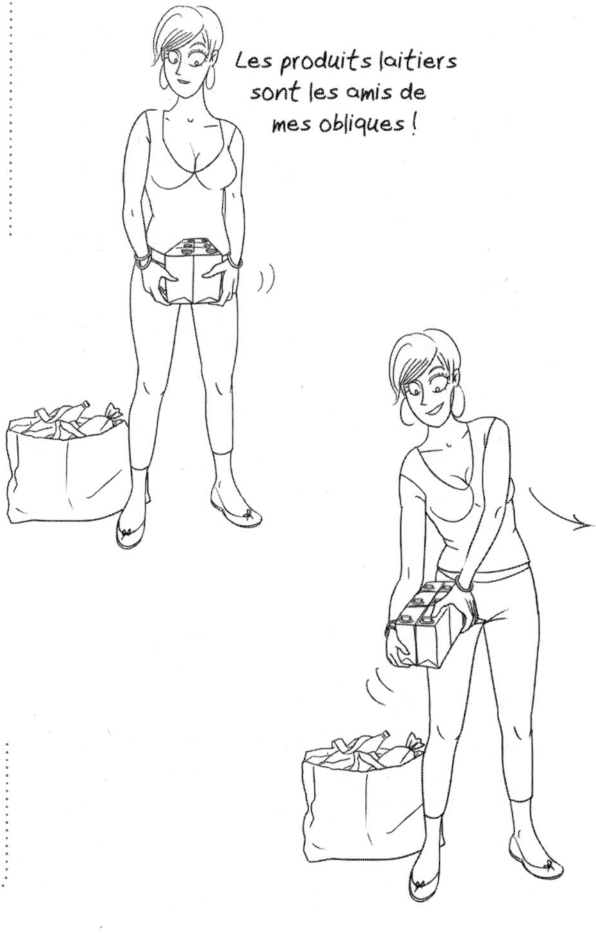

Dans la salle de bains

Faire des abdos dans le bain

Le bain est un vrai moment de détente, mais pas que ! À la fin, juste histoire de vous redynamiser avant de sortir de l'eau, prenez 2 minutes pour vos abdos.

- Allongez-vous en gardant le buste hors de l'eau, adossé à la baignoire.
- Posez vos pieds près des fessiers et vos mains sur le haut des cuisses, bras tendus.
- Inspirez à fond en gonflant le ventre. En expirant tout l'air, poussez vos mains très fort contre vos jambes et résistez. Videz vraiment bien vos poumons puis respirez normalement.
- Faites cet exercice 4 fois.

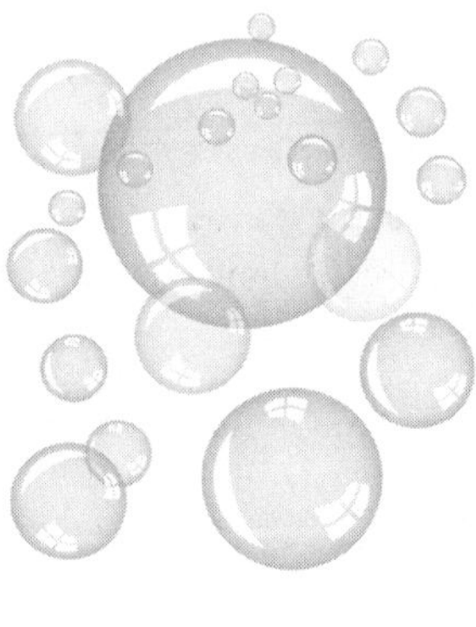

→

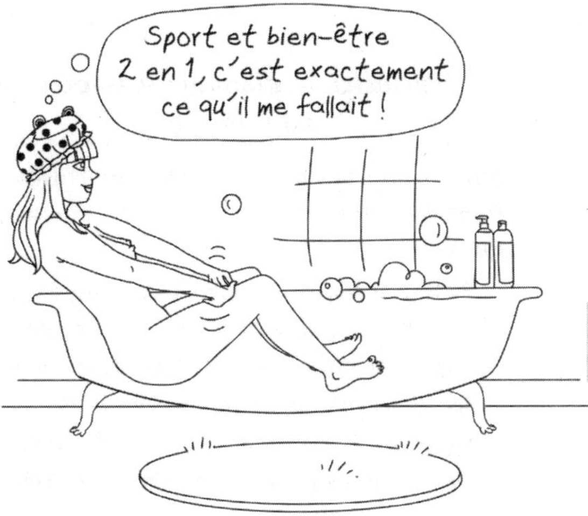
Sport et bien-être
2 en 1, c'est exactement
ce qu'il me fallait !

Vous devez sentir comme des tremblements dans le ventre. C'est le transverse, le muscle profond de la sangle abdominale, qui se contracte. C'est un mouvement très puissant, qui vous forge un ventre plat en quelques semaines.

Pour aller plus loin, faites le même exercice avec les pieds relevés, genoux pliés à 90° au-dessus des hanches.

Dans le salon

Pratiquer la planche asymétrique au téléphone

Vous passez des heures au téléphone avec votre sœur ou votre meilleure copine ? Cet exercice a été inventé pour vous !

- Passez en kit mains libres, placez-vous à genoux sur le sol, posez votre téléphone par terre. Posez vos mains par terre aussi, de façon à ce qu'elles soient juste en dessous de vos épaules, et vos genoux juste en dessous de vos hanches.
- Continuez à parler tranquillement, à respirer normalement.
- Sans décaler les hanches sur la gauche, levez votre jambe droite tendue, parallèle au sol. Quand vous vous sentez équilibrée, levez votre bras gauche, tendu, parallèle au sol.
- Gardez la tête dans le prolongement du dos. Poussez fort sur la main droite au sol, avec la pulpe des doigts également. Tenez cette posture pendant 30 secondes.
- Replacez-vous, et faites la même chose avec la jambe gauche et le bras droit tendus, 30 secondes également.

→

Vous devez sentir votre ventre tout entier travailler, ainsi qu'un peu l'arrière du dos, les épaules et bien sûr les fessiers. Un bon exercice « total body » ultra discret et qui vous déculpabilise en cas de conversation futile !

Vas-y raconte, j'ai tout mon temps !

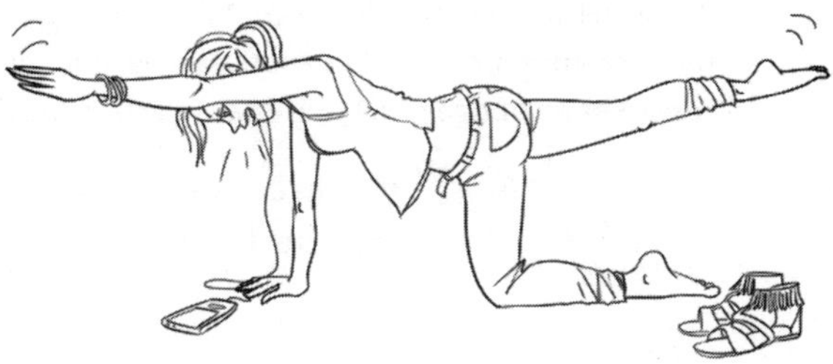

Dans la chambre

Repousser son genou sur le lit

- Allongée sur votre lit, posez vos pieds à environ 15 cm des fesses. Le pied droit bien à plat sur le matelas, posez votre pied gauche sur le genou droit.
- Posez vos deux mains à l'intérieur du genou gauche, les bras sont tendus, la tête reste reposée sur le matelas.
- Inspirez et gonflez votre ventre. Contractez votre périnée et, sur l'expiration, appuyez très fort vos mains contre le genou gauche qui, lui, résiste et ne bouge pas. Inspirez et relâchez tout.

Un pt'it exercice couché et sans se fouler

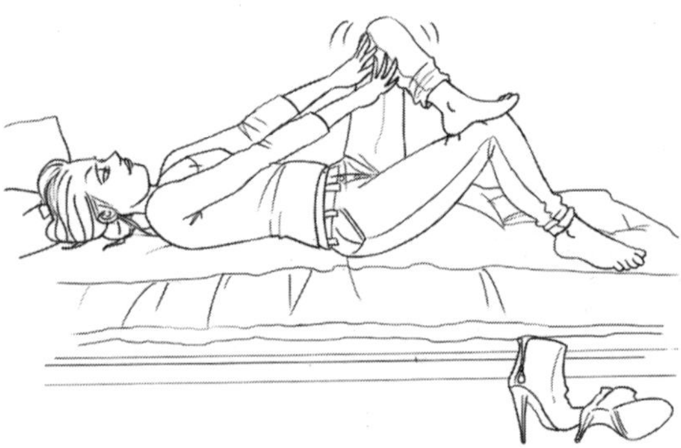

→

Vous devez sentir votre ventre se contracter très intensément.

- Faites la même chose mais cette fois-ci, les deux mains sont posées à l'extérieur du genou gauche. Du coup, l'épaule droite est un peu relevée et la tête aussi : regardez votre genou.
- Inspirez et gonflez votre ventre. Contractez votre périnée et expirez en ramenant votre nombril vers votre colonne vertébrale. Pendant l'expiration, vos mains essayent de ramener le genou vers l'intérieur mais votre jambe résiste.

Cette évolution de l'exercice permet de solliciter en plus les obliques, mais très peu les grands droits. Faites la même chose de l'autre côté. Mains à l'intérieur puis mains à l'extérieur du genou. Votre transverse vous dira merci !

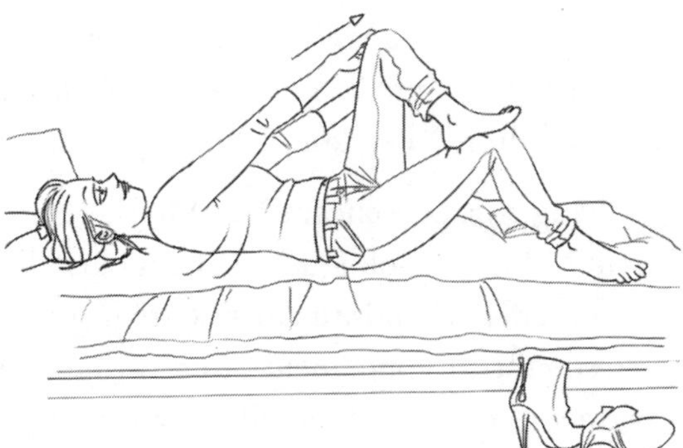

Twist again

Allongez-vous confortablement sur le dos, votre tête peut reposer sur un petit oreiller si c'est plus confortable pour votre nuque. Ramenez vos genoux vers vos épaules en évitant le ventre. N'hésitez pas à bouger un peu votre bassin, à le replacer pour que le bas du dos soit confortablement installé.

- Une fois bien calé, ouvrez vos bras en croix, les mains tournées vers le plafond. Inspirez avec le ventre, puis expirez en emmenant vos jambes sur le côté droit. Vos deux épaules doivent rester bien en contact avec le matelas, votre tête est tournée vers la gauche. Si vos genoux ne touchent pas le matelas, posez les pieds sur le côté et attendez que l'étirement se fasse.
- Inspirez et expirez profondément 3 ou 4 fois de ce côté, puis changez doucement de côté sur un « périnée expire ». Et restez à gauche (tête tournée à droite) pendant 3 à 4 respirations.

Changez de côté encore 2 ou 3 fois. Ces twists étirent le dos et les obliques, mais en plus, ils ont aussi un effet très positif sur le système digestif. En respirant profondément et en actionnant le « périnée expire » tout en allongeant votre dos, vous massez vos organes en interne, et mettez ainsi toutes les chances de votre côté, notamment pour lutter contre la constipation.

Sur le canapé

Rouler d'une fesse à l'autre

- Asseyez-vous sur le canapé le dos droit et les mains le long du corps. Puis, faites passer le poids de votre corps sur le côté droit en ne gardant contact sur l'assise qu'avec la partie charnue de la fesse droite. Soulevez les pieds du sol sur un « périnée expire » (voir p. 97).
- Sans reposer les pieds par terre, changez de fesse. Passez sur la partie charnue de la fesse gauche. Votre dos doit rester bien droit pour ne pas que vous vous fassiez mal.

Faites ainsi 3 allers-retours, puis attendez quelques minutes avant de recommencer. C'est le genre de petit mouvement qui ne modifie en rien la compréhension de votre émission de télé réalité préférée…

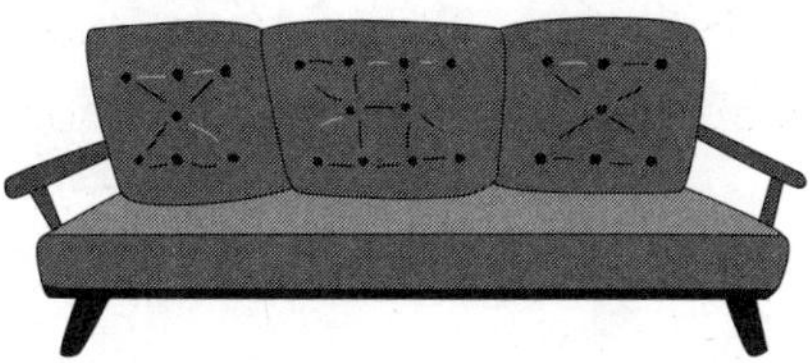

Avec vos enfants

Assis en équilibre devant les enfants

Voici un petit mouvement qui ravira vos enfants ! Au milieu d'une partie de puzzle ou de la construction d'un circuit de train, impressionnez-les en essayant ceci.

- Asseyez-vous par terre bien droit, les ischions (petits os situés sous les fesses) en contact avec le sol.
- Attrapez vos cous-de-pied avec vos mains et décollez les deux pieds du sol, sans arrondir le

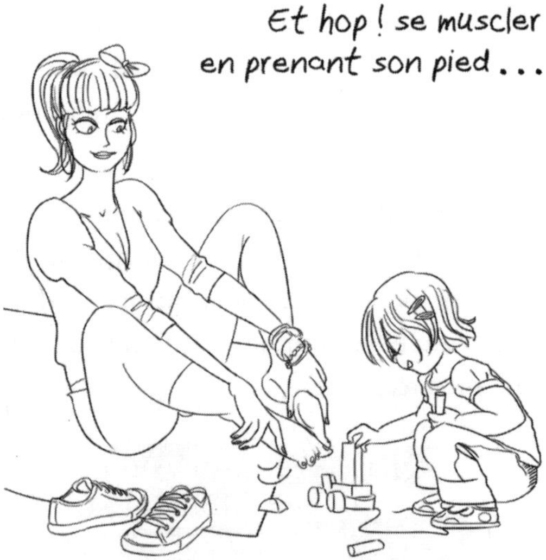

→

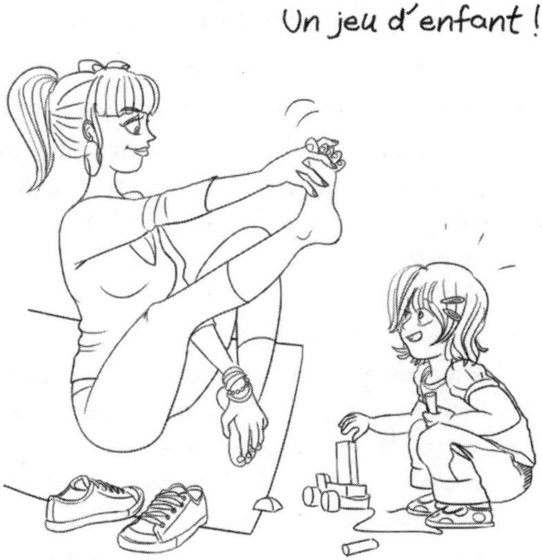

dos et sans basculer ni en avant, ni en arrière ni de droite à gauche. Vous allez sentir tout de suite les abdominaux travailler. Ils sont tous en action, ce sont eux qui vous portent.

- Si vous êtes à l'aise dans cette position, essayez de tendre une jambe en gardant les mains sur les cous-de-pied ou sous les mollets. L'autre pied ne touche toujours pas le sol ! Effet décuplé et fous rires garantis !

En Pilates, cet exercice est très souvent utilisé pour assouplir et muscler le corps en douceur. Les pros tendent les deux jambes en même temps, en conservant toujours le dos parfaitement droit.

La chandelle au sol en jouant avec les enfants

Certes, ce n'est pas le mouvement le plus discret du monde, mais les enfants adorent cette acrobatie ! Il vaut mieux la faire sur un tapis de gym ou sur 3 serviettes empilées les unes sur les autres pour être bien installé et ne pas vous faire mal au dos.

- Commencez allongé au sol, jambes tendues. Pliez les genoux et ramenez-les à la poitrine. Placez vos deux mains au niveau des lombaires, les coudes posés sur le sol. Inspirez, contractez le périnée à la fin de l'inspiration, puis expirez et tendez vos jambes vers le plafond.
- Ne roulez pas sur la nuque, vos épaules doivent supporter la majorité du poids. Alignez vos chevilles, votre bassin et vos épaules. Plus vous serrez les deux jambes l'une contre l'autre et plus vous contractez le périnée en essayant de toucher le plafond avec vos orteils, plus vous y arriverez.

Tous les muscles des jambes sont en action, ainsi que les abdominaux. Quand vous le sentirez, lâchez vos mains et posez délicatement vos bras au sol. C'est un formidable exercice d'équilibre qui muscle en profondeur et qui – selon les adeptes de la yogathérapie – aurait des effets bénéfiques sur la thyroïde.

→

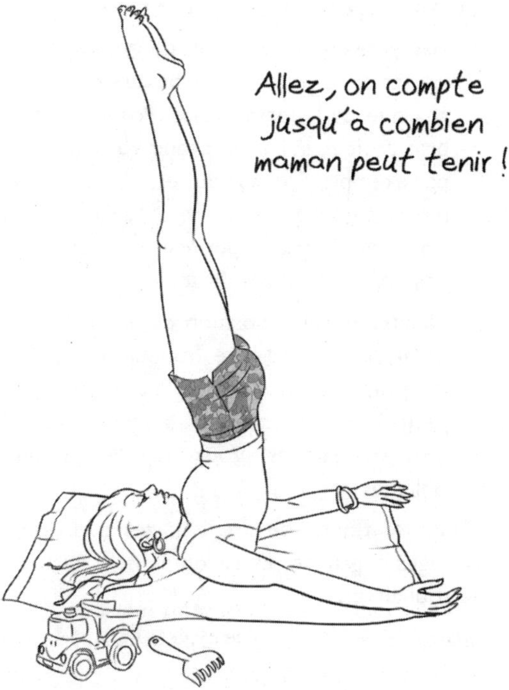
Allez, on compte
jusqu'à combien
maman peut tenir !

En lisant

Faire des ciseaux obliques

Profitez de la lecture de votre magazine préféré ou d'un petit roman pour vous muscler le ventre.

- Asseyez-vous sur un tapis de gym ou sur 3 serviettes superposées, puis basculez sur la partie charnue de la fesse droite. Posez votre avant-bras droit au sol, il peut tenir votre livre ouvert par exemple. Quand vous êtes bien installé, inspirez et gonflez le ventre. À la fin de l'expiration, contractez le périnée, expirez en levant vos jambes à 20 cm du sol environ.
- Maintenez cette position et respirez normalement, lisez votre livre tranquillement. Si vous le sentez, et sans courber le dos, effectuez des petits mouvements de pédalage ou des ciseaux avec vos jambes. Vous travaillez à fond les obliques.

Tenez le temps de lire 3 pages à droite, puis 3 pages à gauche. Et recommencez quand vous le souhaitez !

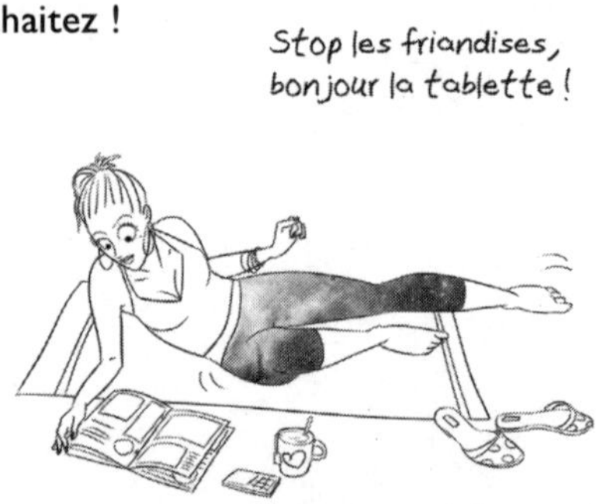

Faire des adductions transversales

Pour varier les plaisirs de la lecture tonique, voici un autre mouvement doux et efficace pour le ventre.

- Allongez-vous sur le côté droit (sur un tapis de gym ou sur 3 serviettes superposées) et soutenez votre tête à l'aide de la main droite, allongez votre jambe droite en l'alignant avec le haut du corps. Votre jambe gauche est repliée vers l'avant de sorte que le genou touche le sol ; votre main gauche s'occupe de maintenir le livre en place.
- Inspirez et gonflez votre ventre. À la fin de l'inspiration, contractez le périnée et, tout en expirant, décollez la jambe droite du sol. Inspirez, relâchez le ventre et descendez la jambe. Recommencez 10 fois de suite. Puis changez de côté.

Vous travaillez les « chaînes internes », c'est-à-dire des groupes musculaires de l'intérieur du corps qui fonctionnent ensemble. Les adducteurs (intérieur des cuisses), le transverse, les obliques et le périnée. C'est simple et très efficace.

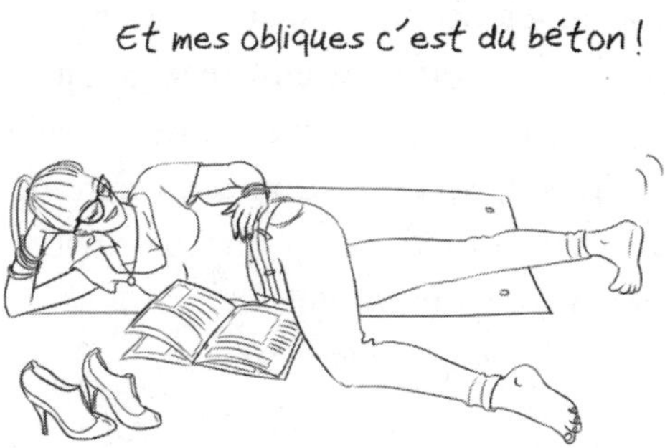

À l'extérieur

Dans la rue

Marcher le ventre serré

Vous marchez pendant 5 minutes pour vous rendre sur votre lieu de travail ?

- Pratiquez au moins 5 fois le « périnée expire » pendant votre marche.
- Maintenez votre ventre serré pendant la moitié du trajet. C'est un petit détail qui ne change rien à votre quotidien, sauf qu'il vous muscle très efficacement et vous donne une superbe posture !

Sans les mains dans les transports en commun

Celui-là, c'est l'un de mes préférés ! Vous prenez souvent le métro, le tram ou le bus ? Choisissez de rester debout pendant vos trajets. Vous augmenterez votre dépense énergétique d'une manière générale. Et essayez de ne pas vous tenir aux barres de sécurité. Comment faire ?

- Écartez les pieds à la largeur du bassin et prenez un maximum de place dans vos chaussures. Étalez vos orteils et sentez bien 3 points de contact de vos pieds dans le sol : un peu plus bas que le gros orteil, sous le petit orteil et à l'arrière du talon. Les jambes sont bien tendues, le dos droit, les épaules basses.

- Maintenez cette position, même quand ça freine et quand ça tourne.

En travaillant votre stabilisation debout, vous actionnez les muscles posturaux. Ce sont les muscles situés au plus proche des os. En l'occurrence, le transverse et les obliques sont très contractés, surtout si vous accompagnez votre mouvement d'un discret « périnée expire ». Vous travaillez aussi les intervertébraux et les paravertébraux : les petits muscles autour des vertèbres, les adducteurs (intérieurs de cuisse) et les muscles des mollets. Allez-y, c'est gratuit !

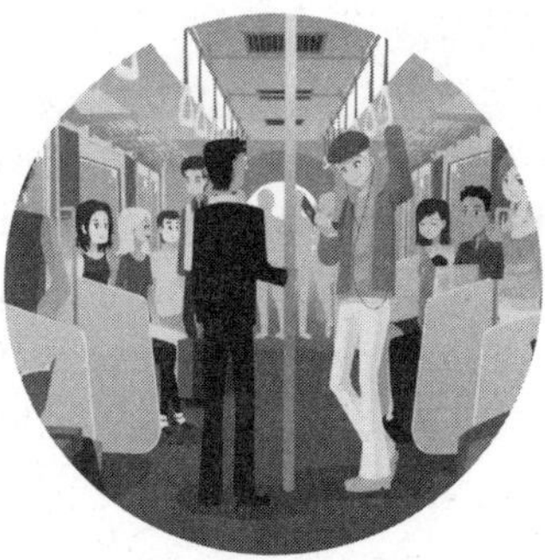

Au bureau

Faire des cercles de buste

Voici un très bon mouvement pour stimuler les muscles et masser votre système digestif, donc stimuler votre transit.

- Asseyez-vous sur votre chaise de bureau ou mieux, sur un tabouret un peu dur. Tenez-vous bien droit, les ischions (petits os pointus sous les fesses) bien en contact avec la chaise.
- Posez vos mains sur vos genoux. Inspirez, tractez-vous avec les mains et avancez votre buste. Expirez, emmenez votre buste vers la gauche, l'arrière puis la droite au maximum, en dessinant un cercle autour de votre nombril avec vos épaules.
- Faites ainsi 5 cercles vers la gauche puis 5 cercles vers la droite en vous concentrant bien sur l'inspiration buste en avant, expiration cercle de buste.

Idéal pour faciliter le transit en cas d'intestins paresseux (et, comme le montre notre illustration, l'exercice se décline aussi bien en vacances !).

→

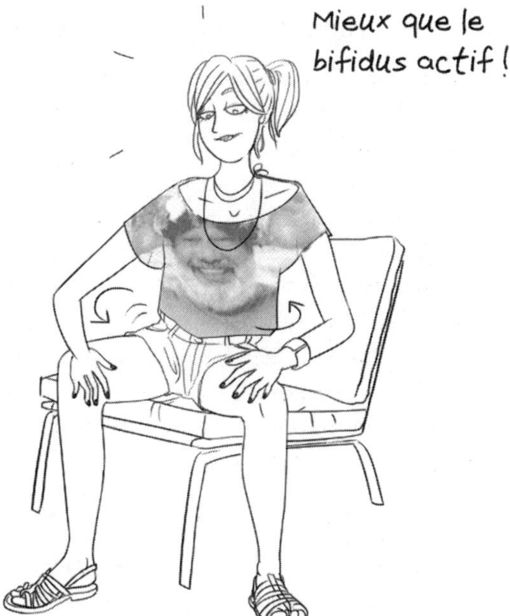
Mieux que le bifidus actif !

CHAPITRE 3

Programme 4 semaines ventre plat

Voici comme promis votre programme ventre plat. Il dure 4 semaines, et peut être répété sans problème 2 ou 3 fois par an si vous le souhaitez. Mais entre chaque programme, vous ne faites pas n'importe quoi ! Gardez vos bonnes habitudes alimentaires et continuez à bouger au quotidien, en vous appuyant sur les exemples donnés dans le chapitre précédent.

Oui, c'est un peu fastidieux, oui, il y a du rééquilibrage alimentaire en combinaison avec du renforcement musculaire. Parce qu'on n'a encore rien trouvé de plus efficace. Cette association est la seule à pouvoir offrir des résultats durables et bons pour la santé.

N'ayez crainte, ce genre de rééquilibrage est tout à fait sain et ne présente aucun risque de yo-yo. Ne pesez pas vos aliments, ne comptez pas les calories. Concentrez-vous uniquement sur votre faim et vos sensations de satiété.

Pour chaque semaine, je vous propose un cadre alimentaire ainsi qu'une séance d'entraînement ventre plat de 5 minutes à faire tous les matins (ou tous les après-midis, ou tous les soirs… quand c'est possible pour vous. L'important est de pratiquer tous les jours !).

Ce programme sur 4 semaines va crescendo, et je l'ai créé ainsi volontairement. Pourquoi ? Parce que la plupart de mes coachés me parlent toujours de « méthode minceur » commençant par des détox, des attaques, des jeûnes… qui sont tellement difficiles à tenir et stressants pour l'organisme qu'ils mettent directement le corps en phase de résistance. Psychologiquement, ces phases « booster » sont très difficiles à tenir et entraînent souvent l'abandon, le craquage, la désespérance.

« J'ai pas tenu », « j'ai craqué », « je n'y suis pas arrivé »… J'entends ça tout le temps ! Ce sentiment d'échec est dévalorisant à ses propres yeux ou aux yeux de la société. Rien de tout ça dans ce livre ! On y va progressivement, en douceur, avec pour objectif premier de mieux se connaître et de réapprendre à ressentir ses sensations de faim et de satiété.

Suivez le programme !

Travaillez vos abdos pendant 5 minutes tous les jours

Chaque jour pendant ces 4 semaines, vous allez effectuer cette séquence : planche / russian twist / planche oblique / ciseaux en rotation / extension des jambes.

Vous n'avez pas vraiment besoin d'un tapis de gymnastique. 2 ou 3 serviettes empilées feront très bien l'affaire. Mais si vous voulez investir dans un tapis, allez-y, ce sera quand même un peu plus confortable. La séquence dure environ 5 minutes. Vous exécutez chaque mouvement durant 1 minute (quand ils sont symétriques, vous les faites 30 secondes de chaque côté).

Chaque exercice peut être réalisé à un niveau facile (option 1), intermédiaire (option 2) ou avancé (option 3).

L'objectif, à la quatrième semaine, est de réaliser une séquence de 5 mouvements en option 3.

Je vous assure que vous allez y arriver, et constater des résultats visibles et durables !

Quand pratiquer ? Quand vous le voulez, et surtout quand vous le pouvez. 5 minutes avant que la famille se réveille le matin, 5 minutes quand les enfants sont couchés, 5 minutes avant de prendre votre douche… L'important, c'est de le faire absolument tous les jours !

La planche ou gainage : la base de la base

C'est le top du top des bons abdominaux. En plus de travailler le transverse et les obliques, la planche sollicite les épaules, l'avant des cuisses (quadriceps), les fessiers, les mollets et les érecteurs du rachis (les petits muscles entre les vertèbres).

Démarrez en position de quadrupédie (à 4 pattes), les mains juste en dessous des épaules et les genoux sous les hanches. Appuyez avec la pulpe des doigts, pas juste sur l'arrière de la main.

Option 1 : sans bouger les mains ni les genoux, descendez votre bassin vers le sol de manière à aligner genoux-bassin-épaule. Gardez les épaules éloignées des oreilles. Respirez normalement et restez ainsi pendant 30 secondes.

Option 2 : allongez le bras droit vers l'avant, la jambe gauche est tendue vers l'arrière. Gardez les hanches et les épaules parallèles au sol. Au bout de 20 secondes, changez pour bras gauche devant, jambe droite tendue derrière.

Option 3 : les deux mains sous les épaules en appuyant avec la pulpe des doigts, tendez les

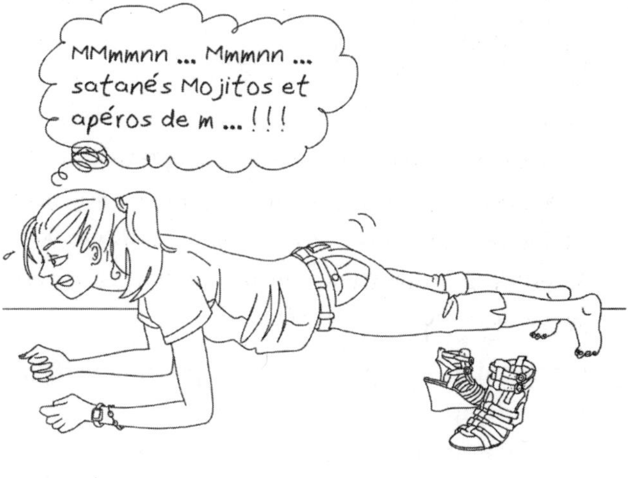

jambes et maintenez-vous en appui sur les pieds. Les pieds, le bassin et les épaules sont alignés sur une diagonale. Pas de pyramides ! Restez ainsi pendant 30 secondes à 1 minute en respirant normalement.

Et si vous avez mal aux poignets ? Il arrive que la position en appui sur les mains puisse être inconfortable, même en se servant de la pulpe des doigts. Dans ce cas, placez vos avant-bras sur le sol. Les coudes sont juste en dessous des épaules, et vous appuyez avec coudes, avant-bras et mains. Les épaules sont bien dégagées des oreilles. Et vous effectuez les mêmes options.

Russian twist : un super exercice pour retrouver une taille de guêpe

Asseyez-vous à même le sol ou sur une serviette pliée en 4. Si vous avez un tapis de gym à disposition, vous pouvez l'utiliser. Grandissez-vous et vérifiez que vous êtes assis sur vos ischions, les petits os pointus sous les fesses. Basculez votre buste (à peine) vers l'arrière.

Option 1 : inspirez, poussez la poitrine vers le plafond puis contractez le périnée et en soufflant, allez poser vos deux mains sur le côté droit, presque derrière votre dos. Vos deux épaules ont tourné mais pas vos pieds, ni vos hanches, ni vos genoux. Revenez de face en inspirant et relâchez le périnée. Faites la même chose vers la gauche.

Option 2 : faites la même chose mais avec un poids assez lourd (1 bouteille de 2 litres d'eau par exemple) dans les deux mains.

Option 3 : même chose que l'option 2 mais cette fois-ci, décollez vos pieds du sol.

Et si cela vous fait mal au dos ? Cet exercice fait travailler très intensément les érecteurs du rachis, les petits muscles situés entre les vertèbres et qui maintiennent la colonne vertébrale forte. Des douleurs de tension musculaire près des vertèbres peuvent donc apparaître. Assurez-vous de pousser la poitrine au maximum vers le plafond et de ne pas enrouler votre dos sur l'arrière. Si vous ne tenez que 10 secondes, aucun problème. Au fur et à mesure du temps, vous progresserez. L'important est de bien exécuter le mouvement, avec une position juste.

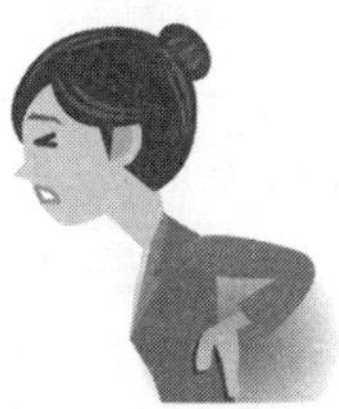

Planche oblique : on passe à un niveau plus dur !

C'est une version un peu plus intense de la planche. À genoux, asseyez-vous sur vos talons et basculez vos fesses sur le côté droit. Posez votre main droite sous votre épaule droite.

Option 1 : inspirez puis contractez le périnée à 30 % environ (comme une petite envie de faire pipi) et montez le bassin vers le plafond de façon à aligner genoux, bassin, épaules. Maintenez la tête dans le prolongement du dos. Tenez la position 30 secondes à droite, puis 30 secondes à gauche.

Option 2 : faites la même chose mais cette fois-ci, en appui sur les pieds. Oui c'est dur, ça tremble et c'est difficile à maintenir. Mais ça marche du tonnerre !

Option 3 : comme pour l'option 2, mais ajoutez des rotations de buste en emmenant la main gauche sous l'épaule droite puis érigée au-dessus de l'épaule gauche. Continuez à respirer normalement pendant l'exercice.

Et si vous avez mal aux poignets ? Là aussi, vous pouvez faire cet exercice sur les avant-bras. L'exercice reste efficace et est un peu plus confortable.

Twist + ciseaux

Allongez-vous sur le dos, sur 2 ou 3 serviettes empilées. Amenez vos genoux au-dessus des hanches, les mollets à angle droit par rapport aux cuisses. Ouvrez les bras en croix. Très important, le dos doit rester dans une position naturelle dans cet exercice. C'est-à-dire qu'il ne doit pas se cambrer fortement ni se plaquer au sol complètement. Maintenez sa courbure naturelle.

Option 1 : inspirez, puis contractez le périnée. Expirez et emmenez vos deux jambes sur le côté droit. Les épaules restent en contact avec le sol. Dès que vous sentez que votre dos se cambre ou que les épaules se décollent, revenez à la position initiale. Relâchez le périnée et inspirez. Alternez côté droit et côté gauche.

Option 2 : cette fois, maintenez la position de rotation des jambes 5 secondes de chaque côté. Et remontez toujours très doucement, sans élan, en gardant bien les deux épaules au sol.

Option 3 : lorsque vous maintenez la position, étendez vos jambes. Placez la jambe du dessus perpendiculairement à votre buste, la jambe du dessous dans l'alignement de votre buste, les deux pieds à 10 cm au dessus du sol. Maintenez une respiration fluide : inspirez quand les genoux sont au-dessus des hanches, expirez + « périnée expire » quand vous effectuez la rotation.

Et si votre dos bouge ? C'est que vous allez trop loin dans le mouvement pour vos capacités. Au départ, si vous ne tournez que de 10 ou de 20°, ce n'est pas un problème. Dans un premier temps, essayez de bien ressentir la contraction des obliques sur le côté du ventre lorsque vous remontez vos jambes. Vous avez 4 semaines pour progresser, alors soyez patient !

Extension des jambes

Restez allongé sur vos serviettes empilées ou sur votre tapis. Les bras sont le long du corps, le dos est dans une courbure naturelle, c'est-à-dire ni cambré, ni plaqué au sol. Placez vos genoux au-dessus des hanches.

Option 1 : inspirez et contractez le périnée à la fin de l'inspiration. En expirant, allongez la jambe droite à 45° en diagonale, sans rapprocher le genou gauche de la poitrine. Maintenez votre dos ni cambré, ni plaqué au sol. Inspirez, lâchez le périnée et ramenez le genou droit au-dessus de la hanche droite. Alternez gauche et droite.

Option 2 : allongez les deux jambes en même temps. Maintenez les genoux et les chevilles collés serrés pour utiliser les adducteurs (intérieurs des cuisses).

Option 3 : allongez les jambes le plus bas possible et emmenez en même temps les deux bras vers l'arrière. Maintenez votre dos dans une courbure naturelle. Puis, ramenez les genoux au-dessus des hanches et les bras le long du corps. Faites autant de répétitions que possible pendant 1 minute.

Et si le bas de votre dos se décolle du sol ? C'est que vous allez trop loin dans l'exécution du mouvement. N'allongez pas complètement les jambes, maintenez la respiration fluide et une position juste. Vous avez toute la vie pour progresser !

Faites du sport pour avoir un ventre plat

Bien manger (voir ci-après) et faire les bons abdos, c'est déjà très bien. Mais si en plus vous pratiquez une activité physique régulière, vous aurez d'autant plus de résultats. Pourquoi ? Parce que vous perdrez plus rapidement vos cellules adipeuses et augmenterez votre métabolisme de base. En effet, quand vous faites du sport régulièrement, vous vous musclez d'un peu partout et entraînez votre système cardiovasculaire. Et votre corps, pour entretenir ces muscles posturaux et cardiaques, dépense de l'énergie, même quand vous êtes au repos. Du coup, au quotidien, vous dépensez plus de calories. C'est le secret de la minceur durable.

Quel sport choisir ?

N'importe lequel, à vrai dire, pourvu que vous l'aimiez et que vous le pratiquiez souvent. Que ce soit de la danse country ou de la zumba, du badminton ou du tennis, de la course à pied ou de la marche nordique, de la natation, du roller, du yoga, de la gym suédoise, du fitness… peu importe ! L'important, c'est que vous ayez envie d'y aller, que vous y trouviez du plaisir et un effet antistress.

N'importe quel sport, même le plus doux, muscle un minimum, entraîne le cœur et les poumons. N'importe quel sport aura donc un petit effet ventre plat, surtout s'il est associé à une alimentation équilibrée et à un renforcement musculaire abdominal efficace.

Entraînez votre cardio pour un ventre super plat

C'est scientifiquement prouvé : pour puiser vraiment dans les « vieilles graisses », il faut emmener son corps dans un effort assez soutenu. C'est le concept du HIIT (*High-Intensity Interval Training*), utilisé par les athlètes de haut niveau pour progresser dans leur discipline... et adapté au grand public pour améliorer la condition physique de Monsieur et Madame Tout-le-monde. Donc vous et moi !

Alors oui, pour obtenir les meilleurs résultats possibles sur votre ventre et surtout pour que les cellules graisseuses abdominales disparaissent, il faut vous entraîner un peu dur.

À chacun selon ses possibilités. Mais pour avoir des résultats visibles rapidement, il faut chercher à se faire un peu violence à chaque séance, deux fois par semaine au minimum. Voici comment s'y prendre.

Je propose ici des entraînements mêlant course à pied et renforcement musculaire. Parce que c'est ce qu'il y a de plus simple pour démarrer. Une bonne paire de baskets, un bon maintien de poitrine pour mesdames, et hop, c'est parti !

Vous pouvez sans problème remplacer la course à pied par du vélo, de la natation, du canoë, de la danse, l'important étant de ressentir les sensations décrites ci-après.

Séance cardio pour super débutant

On y va doucement, on se fixe des objectifs réalistes pour garder la motivation le plus longtemps possible. Décidez de partir pour 30 minutes. Pas plus, pas moins. C'est déjà pas mal, surtout si vous arrivez à réaliser cette séance 2 fois par semaine.

➊ **Échauffement.** Le mieux est de commencer par les 5 mouvements ventre plat indiqués plus haut. Ensuite, marchez pendant 5 minutes à un rythme un peu soutenu.

❷ **Intervalle.** Trottinez tranquillement pendant 1 minute, puis marchez pendant 2 minutes... Le tout, 6 fois de suite.

❸ **Retour au calme.** Rentrez chez vous en marchant à un bon rythme.

❹ **Étirez** vos mollets, l'arrière et l'avant des cuisses pendant 5 minutes.

❺ **Buvez** beaucoup d'eau (ça évite les courbatures et ça vous réhydrate).

Alors ? Vous vous attendiez à bien pire, j'en suis sûre ! Au fur et à mesure de votre progression, essayez d'augmenter le jogging par rapport à la marche. 1 minute 30 de jogging / 1 minute 30 de marche. Puis 2 minutes de jogging / 1 minute de marche, etc. Jusqu'à ce que vous arriviez à courir 25 à 30 minutes d'affilée. Une fois que vous vous sentez à l'aise, passez au niveau suivant !

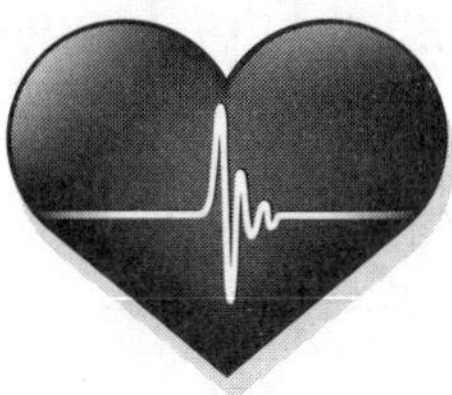

Séance cardio pour sportif du dimanche

Le cardio, en *interval training*, a pour objectif d'augmenter vos capacités cardiovasculaires, mais aussi de favoriser l'élimination des graisses installées. Je ne vais pas vous mentir, cette séance est un peu plus difficile que votre jogging hebdomadaire. Mais les résultats sont époustouflants !

❶ **Échauffement.** Commencez par les 5 mouvements ventre plat, en option 1 (facile), pour échauffer le dos et augmenter doucement le niveau d'énergie de votre corps. Marchez pendant 5 minutes, puis trottinez 5 minutes.

❷ **Intervalle.** Vous allez mélanger course à pied et renforcement musculaire. Après l'échauffement, courez pendant 3 minutes à un rythme confortable. Puis, pendant 2 minutes, effectuez du gainage (voir plus haut). Repartez pour 3 minutes de course, puis enchaînez avec 2 minutes de russian twist (voir plus haut). Et de nouveau, 3 minutes de course et 2 minutes de planche oblique. Puis, 3 minutes de course, 2 minutes de twist ciseaux. Et pour finir, 3 minutes de course et 2 minutes d'extensions de jambe.

❸ **Retour au calme.** Rentrez chez vous sur un rythme de footing tranquille (ou marchez si c'est trop difficile).
❹ **Étirez** vos mollets, l'arrière et l'avant des cuisses, ainsi que le dos, avec des inclinaisons sur le côté.
❺ N'oubliez pas de **boire** beaucoup d'eau.

Séance cardio plus sportive

Attention, ça va piquer dans la poitrine ! Mais c'est pour la bonne cause. Vous faites du sport régulièrement et vous ne voyez pas vraiment d'effets sur votre ventre, même si vous vous sentez plus tonique à l'intérieur ? L'entraînement qui suit est fait pour vous ! 2 fois par semaine, en plus d'une alimentation inspirée du programme (voir plus loin), et en 1 mois vous n'en reviendrez pas !
❶ **Échauffement.** Commencez par trottiner léger pendant 5 à 10 minutes.
❷ **Phase d'*interval training*.** Enchaînez les 5 mouvements ventre plat pendant 1 minute chacun. Puis, enchaînez avec une course accélérée de 5 minutes. Il faut que vous teniez bon ! Pas de repos, on repart direct sur les 5 mouvements,

1 minute chacun. Et de nouveau 5 minutes d'accélération. Le tout, 5 fois de suite.

À savoir : c'est dur, surtout la première fois ! Les sensations sont inédites, ça pique, surtout quand on arrête de courir, et pendant 10 à 20 secondes, la récupération cardiaque donne l'impression que le corps va flancher. Ne vous inquiétez pas, c'est tout à fait normal. Cela signifie que vous êtes en grand progrès et que les résultats sont là.

❸ **Retour au calme.** 5 minutes de course puis marche à rythme très doux, en respirant un maximum.

❹ **Étirez** vos mollets, l'arrière et l'avant des cuisses. Alternez dos plat et dos rond pour soulager votre dos et les petits muscles situés entre les vertèbres. Une bonne douche, beaucoup d'eau, et bravo !

4 semaines d'alimentation ventre plat

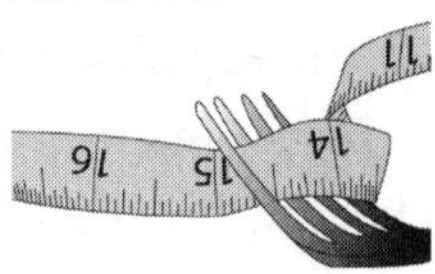

Semaine 1 – La base

Cette première semaine, c'est en réalité un peu la base de l'alimentation ventre plat que vous devriez adopter toute l'année. Sauf qu'en temps normal, vous pouvez vous octroyer 1 ou 2 « jokers » par semaine. Mais dans cette semaine de base du programme ventre plat, il n'y aura pas de joker !

Mon conseil en +. Prenez-vous en photo avant de démarrer ce programme. Parce que les résultats seront progressifs, donc vous ne vous en rendrez peut-être pas bien compte en cours de route. En revanche, avec deux photos avant/après, vous serez bluffé !

Le matin, attendez 15 à 20 minutes entre le lever et le petit déjeuner. Ne craignez rien, vous n'allez pas vous évanouir. En fait, c'est un peu culturel, le fait de manger directement au saut du lit. Du coup, on n'est pas forcément au contact de ses réelles sensations de faim. On mange parce qu'il faut manger, et on peut facilement ingurgiter machinalement 3 ou 4 tartines même si, la veille au soir, on a mangé énormément et qu'en réalité, on n'a pas si faim que ça.

Donc, accordez vous un quart d'heure. Profitez-en pour passer sous la douche, pour faire quelques exercices ventre plat dans votre lit ou pour faire votre série quotidienne de 5 minutes (voir p. 123).

Petit déjeuner

Il faut que ça tienne longtemps, sans vous donner de fringale à 11 h mais sans vous écœurer non plus. Je n'indique pas nécessairement les portions, car c'est à vous de voir les quantités qu'il vous faut. Un matin, vous aurez peut-être besoin de 4 tranchettes de pain. Un autre, de 2 seulement. Par contre, n'abusez pas des fruits, à cause du sucre qu'ils contiennent : prenez l'équivalent d'un fruit, frais ou sous forme de jus ou de compote, pas plus. Écoutez-vous, faites-vous confiance. Ces petits déjeuners ne sont que des exemples. Si vous n'aimez pas le changement, choisissez dans ce qui suit celui qui vous plaît le plus et que vous pourrez répéter tous les jours sans le trouver monotone.

Petit déjeuner jour 1 : pain complet (acheté et tranché chez le boulanger) avec du beurre végétal ou de la purée d'amandes complètes / 1 fruit frais de saison / 1 boisson chaude non sucrée.

Petit déjeuner jour 2 : fromage blanc ou « lait » d'amande ou lait de vache dans lequel vous aurez ajouté des flocons de sarrasin (ou d'épeautre ou d'avoine ou mélangés), 1 banane coupée en rondelles, 1 bonne poignée de noix, d'amandes, de noisettes / 1 boisson chaude non sucrée.

Petit déjeuner jour 3 : 2 œufs durs / 1 poignée de noix / 1 fruit frais de saison / 1 boisson chaude non sucrée.

Petit déjeuner jour 4 : pain complet légèrement beurré (vrai beurre de baratte) / jambon blanc / yaourt 0 % / 1 demi-pamplemousse (ou son jus fraîchement pressé) / 1 boisson chaude non sucrée.

Petit déjeuner jour 5 : œufs brouillés / fromage blanc avec 1 poignée de noix, d'amandes et/ou de noisettes / compote de pomme maison (recette p. 69) / 1 boisson chaude non sucrée.

Petit déjeuner jour 6 : saumon fumé sur du pain complet (sans beurre) et jus de citron / 1 boisson chaude non sucrée.

Petit déjeuner jour 7 : pain complet beurré / ½ avocat / 1 jus d'orange pressée maison / 1 boisson chaude non sucrée.

Déjeuner

D'une manière générale, le déjeuner sera composé d'une viande ou d'un poisson 3 ou 4 fois dans la semaine ; de légumineuses les autres jours, et toujours en accord avec le principe des bonnes associations (voir au début de ce livre).

Encore une fois, pas de quantité prescrite. Mangez tranquillement, en mâchant bien, en pleine conscience. Écoutez-vous et dès que vous n'avez plus faim, même si c'est bon et qu'il en reste… stoppez. Vous aurez des restes pour le lendemain !

Voici quelques exemples à suivre, qui s'adaptent facilement à une vie active comportant des déjeuners à la cantine, au restaurant ou chez soi. Et une fois que vous aurez compris le principe, composez vos repas sur ce modèle sans nécessairement le suivre à la lettre.

Déjeuner jour 1 : salade de pois chiches (recette p. 53). Pas de dessert mais beaucoup d'eau et 1 boisson chaude sans sucre si possible.

Déjeuner jour 2 : pavé de saumon et légumes cuits de saison. Compote de pomme maison sans sucre ajouté (recette p. 69).

Déjeuner jour 3 : blanc de poulet grillé et haricots verts (légèrement beurrés, il faut que ça soit quand même mangeable !). 1 fromage blanc sans sucre.

Déjeuner jour 4 : pommes de terre vapeur et légumes cuits. 1 carré de chocolat noir.

Déjeuner jour 5 : jambon blanc, riz complet et salade de tomates. 1 yaourt (facultatif) au lait de brebis de préférence. De l'eau.

Déjeuner jour 6 : artichaut vinaigrette. Fondue de poireaux et lentilles. Pas de dessert.

Déjeuner jour 7 : poulet rôti et purée de patates douces, carottes râpées assaisonnées d'un jus de citron frais. Compote de poire maison sans sucre ajouté.

Goûter

Ne le négligez pas ! Si vous avez faim entre 16 h et 18 h, offrez-vous un vrai en-cas. Plutôt que d'attendre jusqu'à 19 h et de craquer finalement pour des biscuits apéritifs ou de grignoter tout au long de la préparation du dîner.

Voici quelques exemples de goûters possibles :

- 1 fruit frais de saison et 1 yaourt nature.
- 2 poignées de noix variées, 1 fruit frais de saison et 1 carré de chocolat noir.
- 2 tranches de pain complet (du boulanger !) tartinées de purée d'amandes.
- Un peu de fromage de brebis sur du pain complet.
- 1 part de brownie cru (voir recette p. 70) accompagné d'1 fruit frais de saison.

Dîner

Je recommande un dîner végétarien quand on souhaite retrouver un ventre plat. D'une manière générale, plus le dîner est léger, plus votre ventre s'aplatit. Pour cette première semaine du programme, je ne propose pas encore de diète du soir. En revanche, lorsque vous utiliserez cette semaine 1 comme base d'alimentation au long cours, vous pourrez vous octroyer 1 à 2 repas « joker » dans la semaine contre 1 diète du soir minimum par semaine.

À chaque dîner : crudités assaisonnées. Légumes cuits (ceux que vous aimez) accompagnés d'une petite portion de féculents ou de légumineuses. 1 yaourt (au lait de brebis si possible) OU un fruit frais OU un petit morceau de fromage.

L'astuce en + : le fromage peut être intégré dans le plat du dîner. Comme par exemple des pâtes à la sauce tomate maison parsemées de gruyère râpé. Ou du riz aux brocolis dans lequel vous ajoutez des morceaux de feta.

Voici quelques exemples de menus possibles :

Dîner jour 1 : carottes râpées. Curry végétarien et quinoa. 1 yaourt.

Dîner jour 2 : asperges à l'huile d'olive et jus de citron. Écrasé de pommes de terre* et tomates au four.

Dîner jour 3 : pâtes complètes aux brocolis et à la feta. Pas de dessert.

Dîner jour 4 : chili « sin carne ».

Dîner jour 5 : curry de lentilles et compote de pomme maison sans sucre ajouté (recettes p. 51 et 69).

Dîner jour 6 : soupe de légumes maison, pain complet et fromage de chèvre.

Dîner jour 7 : frites de courgettes et riz complet. Délice d'ananas aux dattes et pignons (recette p. 69).

Vous avez faim dans la journée ou dans la soirée ?

Est-ce vraiment de la faim ou juste une envie de manger ? Si c'est vraiment de la faim, augmentez vos portions aux repas suivants (sauf pour les diètes du soir). Si c'est plutôt une envie de manger quelque chose de « réconfortant », alors pensez à autre chose, à quelque chose de positif

→

* Recette dans le livre *Une silhouette de rêve, c'est malin*, du même auteur, Quotidien Malin Éditions, p. 25.

et d'agréable dans votre vie. Buvez un grand verre d'eau, faites 1 ou 2 « périnée expire ». Et passez à autre chose en oubliant votre envie !

Semaine 2 – La première diète du soir

On continue sur notre lancée. Après ces 7 premiers jours, vous avez forcément constaté des centimètres en moins sur votre tour de taille. D'ailleurs, notez-le quelque part, sur cette page même, si vous voulez ! Faites-vous des compliments, félicitez-vous, portez des vêtements qui montrent que vous avez perdu du ventre. Là, vous allez arriver dans les quelques jours les plus durs, donc pour ne pas craquer, il faut vous motiver au maximum. Et si vous craquez… il y a les 24 h de recadrage (voir plus loin).

Les petits déjeuners, déjeuners et goûters sont les mêmes que ceux de la semaine précédente. Inspirez-vous de la liste ci-dessus et variez les plaisirs.

J'insiste sur votre libre arbitre quand aux quantités. C'est vous qui voyez, en fonction de vos sensations de faim et de satiété. Soyez honnête avec vous-même. Ne vous privez pas sous prétexte que vous suivez ce programme. C'est la qualité des aliments qui prime, pas les calories qu'ils contiennent. Surtout si vous suivez le programme sportif décrit un peu plus haut, vous aurez besoin d'un peu plus de calories. Si vous avez faim, vous ne tiendrez pas le programme. Donc, adaptez les portions.

Petit déjeuner

Essayez de limiter les farines blanches à partir de maintenant. Privilégiez les flocons d'avoine et d'épeautre, le pain complet… Restez bien à l'écoute de vos sensations, ne mangez pas par automatisme vos 3 tartines d'autrefois ! Vous êtes dans un processus de reconnexion entre votre ventre et votre cerveau. Ne vous laissez pas entraîner par l'habitude. Si vous n'avez presque pas faim, mangez moins. Sans jugement, sans peur. C'est votre corps qui dicte les règles.

Déjeuner

Inspirez-vous de la liste de la semaine 1 en maintenant les mêmes principes. Vous déjeunez à l'extérieur ? Choisissez en priorité les plats proposant des légumineuses. Ils sont généralement les plus sains. Et s'ils sont végétariens, pas la peine de vous rattraper le soir, mangez de la viande ou du poisson 3 à 4 fois par semaine, c'est bien assez !

Exemples : lentilles du Puy et petit-salé, assiette de falafels (sans sauce sésame), soupe de pois cassés aux lardons, chili sin carne…

Vous êtes au restau et il n'y a pas d'assiette sans protéines animales ? Choisissez le poisson (s'il n'est pas frit ou pané), en précisant que vous ne souhaitez pas de sauce. Un demi-citron fera l'affaire.

L'astuce en + : si votre seule solution c'est le sandwich, choisissez-le en boulangerie artisanale. Le pain sera frais et non sucré. Le mieux, c'est de prendre le jambon-crudités. Ouvrez le sandwich et répartissez délicatement tous les ingrédients sur une seule moitié. Coupez la partie dégarnie de votre sandwich baguette et jetez-la. Non ce n'est pas du gâchis, c'est du bien-être ! Vous verrez que votre sandwich sera bien meilleur. Vous le mangerez plus lentement car il y a davantage de garniture à mâcher. Vous le regarderez plus, en faisant attention de ne rien renverser. Et vous n'aurez pas mal au ventre de vous être boulotté une demi-baguette en moins de 10 minutes. Agrémentez ce repas d'une compote de pomme non sucrée et d'eau plate ; cette solution est plutôt satisfaisante dans votre programme ventre plat. À ne répéter qu'une ou deux fois par semaine au maximum, cependant.

Préférez toujours le sandwich artisanal !

Le pain des en-cas triangles est généralement gras et sucré. Regardez la liste des ingrédients et fuyez ! Soyez aussi regardant sur les pains proposés dans certaines chaînes de boulangerie, qui proposent des baguettes un peu briochées, également très sucrées.

Dîner

Les dîners de cette semaine suivent la même tendance que ceux de la semaine précédente. Sauf que vous allez tester votre première diète du soir. Ne vous inquiétez pas, tout se passera bien !

Choisissez un soir où vous êtes tranquillement installé chez vous et où vous pourrez manger moins que les autres personnes de votre foyer sans subir de remarque désagréable. De toutes façons, dans peu de temps, ils feront comme vous puisqu'ils seront jaloux des résultats !

Voici quelques exemples de menus possibles :

Dîner jour 1 : lasagnes végétariennes*. 1 carré de chocolat noir.

* Recette dans le livre *Une silhouette de rêve, c'est malin*, p. 34.

Dîner jour 2 : fajitas végétariennes (recette p. 52).

Dîner jour 3 : jardinière de légumes. Sorbet aux fruits rouges.

Dîner jour 4 : diète du soir. 1 portion de légumes cuits (ceux que vous préférez) et une portion (soit un bol plein) de féculents. Quelques exemples : fondue de poireaux et quinoa. Lentilles et épinards en branche. Semoule d'épeautre et carottes cuites ; aubergines à la sauce tomate sur riz rouge… À vous de mitonner ce qui vous tente le plus.

Dîner jour 5 : quiche oignon-poireaux faite maison* avec un peu de fromage de brebis râpé par-dessus.

Dîner jour 6 : légumes rôtis. 1 part de brownie cru (recettes p. 51 et 70).

Dîner jour 7 : épinards en branche et purée de pommes de terre. 1 yaourt au lait de brebis mélangé avec de la purée d'amandes complètes.

* Recette dans le livre *Une silhouette de rêve, c'est malin*, p. 35.

Semaine 3 – Attention aux craquages

On approche du but et si vous avez bien suivi l'alimentation et la séquence d'abdominaux profonds tous les jours précédents, vous devez voir les premiers résultats. La bouée qui fond, les poignées d'amour qui se réduisent et peut-être des abdominaux mieux dessinés. Ne lâchez rien surtout ! Encore 14 jours à fond ! C'est le moment de mettre les bouchés doubles. Et pendant cette semaine, vous ferez encore une diète du soir, c'est-à-dire un soir où vous ne mangerez vraiment pas beaucoup… voire rien si vous le sentez. Ne vous inquiétez pas, c'est beaucoup plus facile qu'on ne le croit !

Les petits déjeuners et déjeuners adoptent les mêmes principes que pour les deux précédentes semaines.

Voici quelques idées de dîners, dont au moins 1 diète du soir :

Dîner jour 1 : saumon fumé sur pain complet et concombres en tranche. Pas de dessert. Beaucoup d'eau.

Dîner jour 2 : salade de lentilles, tomates, échalotes et jus de citron. 1 yaourt.

Dîner jour 3 : diète du soir. 1 petit bol de riz complet et 1 bol de légumes cuits. Ou si vous le pouvez, rien. Juste beaucoup de liquide sous forme de tisanes ou d'eau plate, tout simplement.

Dîner jour 4 : écrasé de pommes de terre, carottes et panais à l'huile d'olive. 1 banane.

Dîner jour 5 : fricassée de champignons, quinoa et 1 cuillère à soupe de crème fraîche. 1 carré de chocolat noir.

Dîner jour 6 : diète complète. Ne vous inquiétez pas, vous n'allez pas vous évanouir, vous pouvez le faire ! Pensez à autre chose. Plongez-vous dans un livre qui vous passionne. Concoctez-vous un album photo, visionnez un bon film, téléphonez à vos proches, tricotez, faites du rangement, triez vos vêtements, prenez un bon bain, passez du temps sous la couette avec votre conjoint… Il y a des milliers de choses qui « remplissent » de bonheur… et qui ne sont pas alimentaires !

Dîner jour 7 : ratatouille maison, pommes de terre vapeur. 1 fruit frais de saison.

Craquage ? Recadrage !

Vous avez craqué 1 jour, 2 jours, 3 jours de suite ? Pas grave ! Vous n'allez pas tout abandonner pour autant. Voici mon astuce « 24 h zéro sucre » pour vous remettre d'aplomb. (Ensuite, essayez de moins craquer en vous écoutant plus, en mangeant peut-être davantage ou en vous offrant un goûter que vous avez peut-être négligé pour aller plus vite ?)

Matin : seulement si vous avez faim ! 2 tranches de jambon blanc, 2 œufs durs, 1 avocat. 1 boisson chaude. Si vous n'avez pas faim après un gros dîner la veille au soir, attendez d'avoir faim avant de manger. Vous pouvez sauter le petit déjeuner si vous n'avez pas faim avant le déjeuner.

Midi : blanc de poulet (cuit sans graisse, donc rôti maison sans la peau, c'est ce qu'il y a de mieux), tomates à l'huile d'olive, yaourt (au lait de brebis de préférence) et purée d'amandes.

Goûter : 2 poignées de noix variées + 1 jus centrifugé type « Mean Green » (voir p. 44).

Dîner : rien si vous le pouvez. Sinon, un poisson blanc et des légumes cuits de saison.

Arrosez votre journée de beaucoup de liquides. Les tisanes, le thé vert, etc. comptent, bien sûr ! Et le lendemain, reprenez là où vous en étiez dans votre programme ou dans votre alimentation « de base ».

Semaine 4 – Le grand final

Vous touchez au but, et je suis certaine que vous constatez de grands changements dans votre tour de taille et l'aspect de votre ventre. C'est obligé ! Continuez les 5 minutes d'abdos par jour, avec comme objectif la réalisation de toute la séquence en « option 3 ».

Cette dernière semaine est celle de toutes les réussites. Pour l'alimentation, c'est la même chose que pour la semaine 3, sauf que vous allez faire **2 diètes complètes** du soir. C'est-à-dire rien ! Oui c'est nouveau et un peu restrictif. Mais ça ne durera que 2 jours dans la semaine et vous y êtes presque ! Vous pouvez le faire, j'en suis sûre. Je vous conseille en revanche de ne pas pratiquer cette diète complète 2 soirs de suite car vous auriez ensuite tendance à vous « venger » avec de gros craquages. Ce qui serait dommage, vous en conviendrez !

Par exemple, faites votre première diète le dimanche soir et l'autre, le mercredi soir, c'est parfait ! Vous verrez, c'est incroyable comme on se réveille le ventre beaucoup plus plat ! Surtout, cette diète permet de refaire le point sur ses sensations de faim, de ventre vide ou rempli.

Et ça fait du bien de reprendre conscience de tout ça.

Le lendemain matin, si vous n'avez pas envie de manger au petit déjeuner, attendez ! La faim reviendra 30 minutes à 1 heure après le lever. Vous mangerez alors en pleine conscience, plus lentement, plus raisonnablement. Pour les autres repas, c'est la même chose que pour les semaines précédentes. Aucune portion imposée, c'est vous qui décidez. Le moins de gluten et de lactose possible. Des dîners végétariens, des goûters pour tenir.

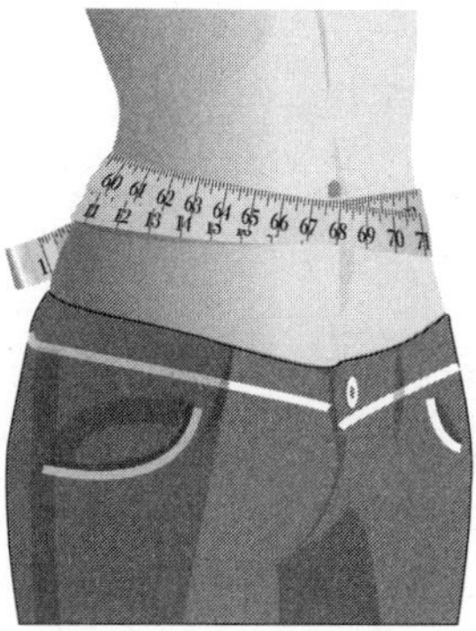

CONCLUSION

4 semaines, et après ?

Vous voici au bout de cet ouvrage et au bout de vos 4 semaines. Bravo d'être arrivé jusque-là ! Prenez-vous en photo et comparez avec les clichés pris au début du programme. Comment vous sentez-vous ? Que ressentez-vous ? Vous dormez sûrement mieux et avez probablement gagné en énergie, surtout le matin.

- Ces 4 semaines terminées, continuez sur votre lancée. Reprenez une alimentation « de base », comme celle de la semaine 1. Là non plus, pas de portion imposée, c'est vous qui dictez vos règles en fonction de votre faim. Sauf que désormais, vous pourrez vous autoriser 1 à 2 écarts par semaine. Parce qu'il faut que vous puissiez profiter de votre vie sociale tout en gardant votre ventre plat. Du coup, gardez la diète du soir 1 à 2 fois par semaine et vos résultats perdureront, voire s'intensifieront. C'est promis !

• Concernant l'activité physique, essayez de maintenir vos 5 minutes d'abdos tous les jours. En pratiquant, selon votre choix, tantôt les exercices de la séquence de 5 minutes, tantôt ceux à faire au quotidien sur son lit, au bureau… Puis en les mixant à votre guise.

• Faites du sport régulièrement, n'importe quelle activité pourvu qu'elle vous plaise et vous motive. Et dès que vous avez envie d'un petit coup de booster ventre plat, reprenez votre entraînement cardio.

• Restez actif le plus possible et continuez à manger à votre faim. C'est vraiment cela le plus important.

• Ne vous désocialisez pas ! Pour garder la ligne et garder le moral, tout est une question de 80 % / 20 %. On mange sainement et on bouge son corps 80 % du temps ; et les 20 % restants, on peut se permettre d'être plus souple sur l'alimentation et le sport. À vous de fixer vos règles. 80 % de la semaine ; 80 % du mois ; 80 % de l'année… C'est vous qui voyez. Tant que les craquages, démotivations et autres malus ne représentent pas plus de 20 % du total !

- Enfin, envoyez-moi vos photos avant / après ! Il n'y a pas plus motivant et enthousiasmant que de voir les résultats sur les vrais gens de la vraie vie ! Sur Instagram, Twitter ou encore sur ma page Facebook… j'attends de vos nouvelles. Réponse garantie !

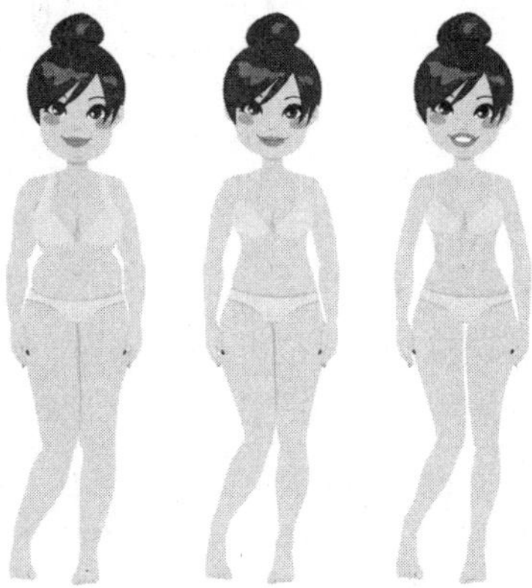

Table des matières

UN SUPPLÉMENT INÉDIT OFFERT !

Les conseils et les exercices de ce livre vous ont plu ? Alors demandez vite votre supplément gratuit en vous rendant sur la page :
http://quotidienmalin.com/ventre-plat

ou scannez ce code :

et recevez encore plus d'astuces pour affiner et muscler votre silhouette tout en douceur.

Découvrez aussi,
du même auteur

Une silhouette de rêve, c'est malin

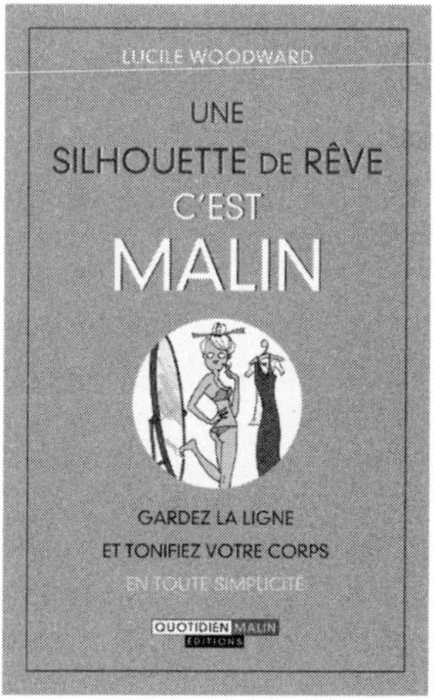

Des conseils et astuces pour garder la ligne et tonifier son corps en toute simplicité.

Format : 11 x 17,8 cm
208 pages
ISBN : 978-2-84899-610-3
Prix : 6 euros

Et dans la même collection

Maigrir malin

Isabelle Lauras

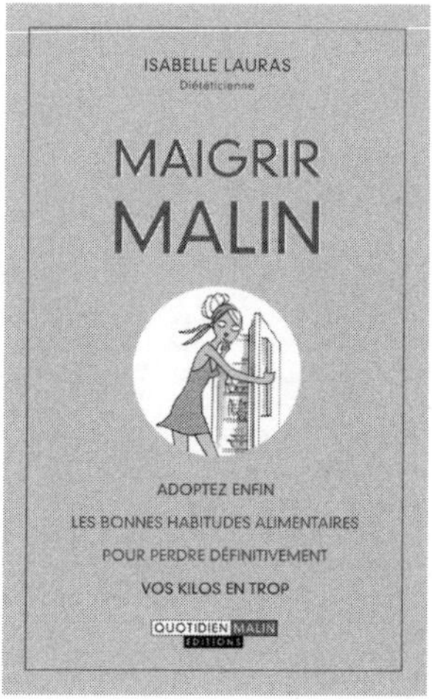

Adoptez enfin les bonnes habitudes alimentaires pour perdre définitivement vos kilos en trop.

Format : 11 x 17,8 cm

208 pages

ISBN : 978-2-84899-593-9

Prix : 6 euros

Achevé d'imprimer en Espagne
sur les presses de Novoprint
Dépôt légal : février 2014